AF842267

Online-Material auf psychotherapie.tools

Mit dem untenstehenden Freischalt-Code erhalten Sie die digitalen Arbeitsmaterialien aus diesem Buch. Hierfür ist eine Registrierung auf psychotherapie.tools notwendig:

1. psychotherapie.tools/online-material öffnen.
2. Freischalt-Code eingeben.
3. Auf »Freischalt-Code einlösen« klicken. Der Code ist einmal gültig.
4. Im Warenkorb auf »Credits einlösen« klicken und Vorgang nach Login abschließen.
5. Arbeitsmaterialien nutzen.

Die Arbeitsmaterialien stehen Ihnen in Ihrem Kundenkonto unter »Mein Material« dauerhaft zur Verfügung. Sie sind für Ihren persönlichen Gebrauch bestimmt.
Als Institution mit mehreren Nutzer:innen wenden Sie sich bitte an vertrieb-psychotherapie.tools@beltz.de

XGEWLSRPVX

Julia Zwick • Martin Hautzinger

Panik und Agoraphobie

Julia Zwick • Martin Hautzinger

Panik und Agoraphobie

Kognitiv-verhaltenstherapeutisches Manual

Mit Online-Material

2., neu ausgestattete Auflage

BELTZ

Anschrift der Autoren:
Dr. Julia Zwick
Prof. Dr. Martin Hautzinger
Universität Tübingen
FB Psychologie
Schleichstr. 4
72076 Tübingen

MIX
Papier | Fördert gute Waldnutzung
FSC® C089473

Dieses Buch ist erhältlich als:
ISBN 978-3-621-29196-5 Print
ISBN 978-3-621-29197-2 E-Book (PDF)

2., neu ausgestattete Auflage 2024

Lektorat: Andrea Glomb
Bildnachweis: Wolfgang Ehn / LOOK-foto / gettyimages
Einbandtypografie: Lelia Rehm

Herstellung: Lelia Rehm
Satz: Beltz Bad Langensalza GmbH, Bad Langensalza
Gesamtherstellung: Beltz Bad Langensalza GmbH, Bad Langensalza
Printed in Germany

Weitere Informationen zu unseren Autoren und Titeln finden Sie unter: www.beltz.de

Inhaltsübersicht

Inhalt

Vorwort

Ängste sind eine sinnvolle, das Überleben sichernde menschliche Eigenschaft. Ängste zeigen sich auf subjektiver (emotional, kognitiv), somatischer (physiologisch, neurobiologisch) und motorischer (Verhalten) Ebene. Jeder kennt dies! Angststörungen allerdings gehen weit über die angemessene menschliche Reaktion hinaus. Sie behindern im Alltag, reduzieren die soziale Funktionsfähigkeit (Beruf, Familie, Partnerschaft, Freizeit, Erholung), verhindern persönliche Entwicklung, schaffen Leiden und erzeugen Folgeerkrankungen bzw. Folgeprobleme (Beziehungs- und Arbeitsunfähigkeit).

Angststörungen werden meist nicht erkannt, oft verleugnet, nicht ernst genommen und daher auch selten angemessen behandelt. Die Betroffenen bagatellisieren, richten ihr Leben um die Angststörung ein, indem sie bestimmte Orte meiden, Hilfsmittel (wie Medikamente oder Begleitung) einsetzen, sich zurückziehen und auf die Unterstützung durch andere angewiesen sind.

Das vorliegende Buch stellt eine der erfolgreichsten Angstbehandlungsmöglichkeiten in allen dazu gehörenden Teilen und Schritten konkret vor, damit Ärzte und Psychologen die Therapie der Panikstörung und Agoraphobie ihren Patienten anbieten und gemeinsam umsetzen können. Alle vorliegenden wissenschaftlichen und klinischen Evidenzen sprechen uneingeschränkt dafür, dass das wesentliche Element der Behandlung von Panikstörung und Agoraphobie die Exposition und Konfrontation mit den gefürchteten Angstreizen ist. Die gezielte Exposition und Konfrontation mit internen und externen Reizen bedarf jedoch der persönlichen Anpassung, der Vorbereitung und Heranführung. Es bedarf weiterer ergänzender Maßnahmen, die vor allem die emotionale und kognitive Ebene, doch auch die soziale Handlungsebene sowie die Überwindung ungünstiger Folgeprobleme betreffen. Hinzu kommt, dass in den letzten Jahren einige interessante Neuentwicklungen in der Psychotherapie stattgefunden haben, die sich als Ergänzung einer Angsttherapie anbieten.

Kritiker könnten daher dieser vorliegenden Behandlungsanleitung vorwerfen, dass sie letztlich doch nur Wohlbekanntes und jedem Psychotherapeuten Vertrautes darstellt. In weiten Teilen des Buches ist dies tatsächlich der Fall. Es sind zwar Materialien und Vorgehensweisen, wie wir sie bei uns in der psychotherapeutischen Ambulanz adaptiert haben und regelmäßig anwenden, doch es finden sich vergleichbare Vorgehensweisen auch in anderen Büchern und Behandlungsanleitungen. Diese Wiederholung und Vertiefung ist jedoch gewollt, denn in den Ausbildungen und vor allem in den Praxen bzw. Kliniken kommen gerade diese seit langem bekannten, sehr erfolgreichen und langfristig wirksamen therapeutischen Methoden unzureichend vor. So zeigen Erhebungen unter Psychotherapeuten, dass Exposition und Konfrontationsübungen kaum eingesetzt werden, obgleich das Wissen über deren Effizienz meist vorhanden ist. Wir wollen daher erneut und vertiefend betonen, dass eine Angstbehandlung, insbesondere der Panikstörung und Agoraphobie, ohne Exposition keine angemessene Angsttherapie darstellt. Wir hoffen, dass unsere Vorschläge dabei helfen, diese Vermeidung von anfangs sicherlich zeitaufwändigen, dafür aber umso erfolgreicheren Interventionen aufzugeben.

Neu und ergänzend stellen wir das Vorgehen bei der Angstdiagnostik einschließlich von Verhaltenstests, bei der Psychoedukation und der Vermittlung von ätiologischem Wissen sowie dem Therapierational vor. Bei den zentralen (kognitiven) Interventionen zur Überwindung von Bedrohungs- und Katastrophenkognitionen, Sorgen und Grübeln, werden zudem Strategien der Akzeptanz und der Metakognitiven Therapie vorgestellt. Diese moderneren Elemente ergänzen das klassische Vorgehen.

An dieser Stelle sei vermerkt, dass wir im Folgenden der besseren Lesbarkeit halber alle Personen in der maskulinen Form genannt haben. Die Aussagen beziehen sich aber selbstverständlich gleichermaßen auf Therapeutinnen, Patientinnen usw.

Wir profitieren bei dem hier vorgestellten Vorgehen von der Arbeit vieler Mitarbeiterinnen und Mitarbeiter unserer psychotherapeutischen Ausbildungsambulanz (TAVT) und der zum Lehrstuhl gehörenden psychotherapeutischen Hochschulambulanz. In der Anleitung von zahllosen Ausbildungsteilnehmern, in deren Supervision, doch vor allem auch in unserer eigenen therapeutischen Praxis (stationär, ambulant), haben wir das Vorgehen und die Materialien erprobt bzw. setzen diese laufend ein. Wir hoffen, dass die Darstellungen für unsere Leser ebenso hilfreich sind. Es wäre toll, wenn durch dieses Buch und die anschließende Nutzung der Materialien die Therapie von Patienten mit Panikstörungen und Agoraphobie dadurch optimiert würde, dass Exposition und kognitive Interventionen zu nicht länger ausgesparten, sondern zu zentralen Elementen einer Angsttherapie werden.

Tübingen, im Sommer 2016

Julia Zwick
Martin Hautzinger

I Grundlagen

1 Störungsbild

Fallbeispiel

Fallbeispiel 1. Frau P., 43 Jahre alt, wurde von ihrem Hausarzt an einen Psychotherapeuten überwiesen, nachdem sie wiederholt über eine Reihe anfallsartig auftretender körperlicher Symptome klagte. So erlebe sie seit einem knappen Jahr mehrmals die Woche ganz plötzlich auftretende Attacken, welche vor allem durch starkes Herzrasen, einem Engegefühl in der Brust, Hitzegefühl und Kribbelgefühlen in den Händen begleitet seien. Währenddessen habe sie große Angst, zu sterben. Sie fürchte, dass es sich hierbei um »Vorboten eines Herzinfarktes« handle. Eine organmedizinische Abklärung mittels EKG hat jedoch keine Auffälligkeiten erbracht. Frau P. habe in der Folge ihr Verhalten stark angepasst, um die als sehr unangenehm und angsteinflößend erlebten Attacken zu vermeiden. Sie nutze nur noch Fahrstühle oder Rolltreppen, aus Angst, durch das Treppensteigen erneute Attacken auszulösen. Gebäude ohne derartige Einrichtungen, wie ihre Arbeitsstelle in einem Ingenieurbüro, könne sie nicht mehr betreten, weshalb sie nun auch schon seit einigen Wochen krankgeschrieben sei. Auch vermeide sie den sexuellen Kontakt mit ihrem Ehemann, da die körperliche Betätigung zu den von der Patientin gefürchteten körperlichen Symptomen führe, die in ihren Augen zu einem Herzinfarkt führen könnten.

Seit etwa einem halben Jahr könne sie außerdem bestimmte Situationen nicht mehr alleine aufsuchen. Größere Menschenmengen, in denen eine Flucht bei plötzlich auftretenden Paniksymptomen schwierig wäre, wie beispielsweise auf dem Wochenmarkt oder bei Musikkonzerten, könne sie nur noch in Begleitung ihres Ehemanns aufsuchen. Außerdem halte sie sich am Rand des Geschehens auf und lenke sich ab, indem sie an etwas Schönes, wie ihre Hochzeit, denke.

Fallbeispiel 2. Herr K. ist 24 Jahre alt und gibt an, dass er seit einigen Monaten unter wiederkehrenden Attacken leide, die völlig unerwartet wie aus heiterem Himmel auftreten würden. Während der Attacken, welche nur wenige Minuten anhalten würden, fühle er sich einer Ohnmacht nahe, erlebe Symptome wie Benommenheit, ein Druckgefühl im Kopf, sei kurzatmig und habe das Gefühl, gleich erbrechen zu müssen oder Durchfall zu bekommen. Er fürchte in diesen Momenten, die Kontrolle über sich und seinen Körper zu verlieren. Seit er diese Attacken zum ersten Mal gehabt habe, habe er große Furcht vor erneuten Attacken. Hin und wieder habe er das Gefühl durchzudrehen, was ihm große Sorge bereite.

Aus Angst, einen solchen Anfall in der Öffentlichkeit zu bekommen, habe er inzwischen große Probleme, seinem Studium der Biochemie nachzukommen. Die Vorstellung, während einer Vorlesung derartige Symptome zu entwickeln und gegebenenfalls vor all seinen Kommilitonen und Professoren zu erbrechen oder einzukoten, ist ihm so peinlich, dass er Veranstaltungen nur noch selten besucht und sich hierbei nur noch nahe des Ausgangs aufhält.

1.1 Symptomatik

Panikstörung. Leitsymptom der Panikstörung sind wiederholte unerwartete Panikattacken. Diese treten ohne offensichtlichen Hinweisreiz oder Auslöser auf, erscheinen wie »aus heiterem Himmel«. Charakteristisch ist die plötzliche Anflutung intensiver Angst oder intensiven Unbehagens, die innerhalb von Minuten einen Höhepunkt erreicht. Währenddessen erlebt der Betroffene eine Reihe körperlicher oder kognitiver Symptome. So kann es zu Herzrasen, Schwitzen, Zittern, einem Gefühl der Kurzatmigkeit oder Atemnot, Erstickungsgefühlen, Schmerzen oder Beklemmungsgefühlen in der Brust sowie Übelkeit oder Magendarmbeschwerden kommen. Manche Betroffene beklagen Schwindelgefühle, Unsicherheit, Benommenheit oder das Gefühl, einer Ohnmacht nahe zu sein, Kälteschauer oder Hitzegefühle, Parästhesien, Derealisations- oder Depersonalisationserleben. Andere berichten von einer starken Angst, die Kontrolle zu verlieren, »verrückt zu werden« oder zu sterben.

Infolge mindestens einer dieser Panikattacken erlebt der Betroffene eine für mindestens einen Monat anhaltende Besorgnis über das Auftreten weiterer Panikattacken oder ihrer Konsequenzen. Er fürchtet beispielsweise die Kontrolle zu verlieren, einen Herzinfarkt zu erleiden oder »verrückt« zu werden. Alternativ folgt der Attacke eine deutlich fehlangepasste Verhaltensänderung, z. B. indem der Betroffene körperliche Betätigung oder unbekannte Situationen vermeidet, um weiteren Panikattacken auszuweichen.

Agoraphobie. Werden eine Reihe von Situationen gefürchtet oder vermieden, aus Angst, dass eine Flucht schwierig sein könnte oder im Falle panikartiger Symptome oder anderer stark beeinträchtigender oder peinlicher Symptome (z. B. Furcht vor Inkontinenz) Hilfe nicht erreichbar sein könnte, spricht man von einer Agoraphobie. Betroffene schildern eine ausgeprägte Furcht vor dem Benutzen öffentlicher Verkehrsmittel, auf offenen Plätzen oder in geschlossenen öffentlichen Räumen zu sein, Schlange zu stehen, in einer Menschenmenge oder allein außer Haus zu sein. Hierbei geht die Angst über das Ausmaß der tatsächlichen Gefahr, die durch die agoraphobische Situation ausgeht, hinaus. In der Folge werden die gefürchteten Situationen nur unter starker Angst oder in Begleitung aufgesucht. Häufig kommt es zu einer aktiven Vermeidung, indem tägliche Routinen geändert werden. Beispielsweise sucht der Betroffene sich eine Arbeit in der Nähe, um die öffentlichen Verkehrsmittel zu vermeiden. Alternativ werden gefürchtete Situationen kognitiv vermieden, indem der Betroffene sich ablenkt, um die gefürchtete Situation zu überstehen. Die Vermeidung kann so stark sein, dass der Betroffene komplett an sein Zuhause gebunden ist.

1.2 Epidemiologie, Risikobedingungen und Verlauf

In europäischen Ländern konnten 12-Monats-Prävalenzen zwischen 0.6 und 3.1 Prozent gefunden werden (Wittchen et al., 2011). Die Lebenszeitprävalenz einer Panikstörung in den USA beträgt 3.4 bis 4.7 Prozent, wobei Frauen (5.9 %) häufiger betroffen sind als Männer (1.9 %), die 12-Monats-Prävalenz liegt bei 2.7 Prozent. Für Panikstörung mit Agoraphobie konnte eine Lebenszeitprävalenz von 1.1 Prozent ermittelt werden (Kessler et al., 2005b, 2006, 1994, 1998). Für Agoraphobie ohne Panikstörung beträgt die 12-Monats-Prävalenz für die Vereinigten Staaten 0.8 Prozent (Kessler et al., 2005b), für den europäischen Bereich zwischen 0.1 und 3.1 Prozent, wobei Frauen etwa dreimal so häufig wie Männer betroffen zu sein scheinen (Wittchen & Jacobi, 2005; Wittchen et al., 2011).

Kinder und Jugendliche. Die 3-Monats-Prävalenz für Kinder und Jugendliche zwischen 9 und 16 Jahren beträgt sowohl für Panikstörung als auch für Agoraphobie 0.2 Prozent, was auf insgesamt geringe Prävalenzraten der beiden Störungsbilder in Kindheit und Jugend hindeutet. Während bei der Panikstörung die 16-Jährigen (0.6 %) das höchste Erkrankungsrisiko aufwiesen, scheint dies bei der Agoraphobie für die 11-Jährigen (0.5 %) gegeben zu sein (Costello et al., 2003).

Erwachsene. Im Erwachsenenalter nehmen die Prävalenzraten für eine Panikstörung zunächst bis zu einem Alter von 49 bis 59 Jahren stetig zu, ab einem Alter von 60 Jahren wieder ab. Für Agoraphobie ohne Panikstörung lassen sich die höchsten Prävalenzraten im Alter von 30 bis 44 Jahren finden, gefolgt von einem stetigen Abstieg (Kessler et al., 2005a).

Ersterkrankungsalter

Wenngleich Panikstörung und Agoraphobie bereits im Kindesalter auftreten können, beträgt das Ersterkrankungsalter im Mittel für eine Panikstörung 23.6 Jahre, für eine Agoraphobie 19.3 Jahre (Kessler et al., 2006). Nur für etwa 15 Prozent aller Betroffenen liegt das Ersterkrankungsalter für eine Panikstörung über 40 Jahren (Buller et al., 1991; Scheibe & Albus, 1992). Es gibt Hinweise, dass das Risiko für Panikattacken im Alter zwischen 10 und 28 Jahren für Frauen stetig steigt (Isensee et al., 2003). Für Männer wird hingegen eine bimodale Verteilung angenommen, wobei eine zweite Periode erhöhten Risikos in den späten 40er Jahren zu erkennen ist (Burke et al., 1991).

Risikofaktoren

Während das weibliche Geschlecht, ein indianischer Ursprung, ein mittleres Lebensalter sowie ein verwitweter, getrennter oder geschiedener Status Risikofaktoren für die Entwicklung einer Panikstörung mit und ohne Agoraphobie darzustellen scheinen, senken ein asiatischer, hispanischer oder afroamerikanischer Hintergrund die Prävalenzrate (Grant et al., 2006). Ebenso wird eine geringere Bildung, Arbeitslosigkeit sowie ein alleinstehender Status mit der Entstehung von Panikattacken in Verbindung gebracht (Eaton et al., 1994).

Auslöser und Entstehungsbedingungen

Betrachtet man die situativen Umstände, unter denen Panikattacken zum ersten Mal zum Vorschein treten, fanden Lelliott et al. (1989), dass 92 Prozent der untersuchten Patienten mit Panikstörung und Agoraphobie ihre erste Panikattacke in phobogenen Situationen und nicht zuhause erlebten. Dieses Muster scheint für Patienten mit Panikstörung, die im Verlauf keine Agoraphobie entwickeln, hingegen eher untypisch zu sein (Faravelli et al., 1992). Panikpatienten erleben im Jahr vor dem Auftreten der ersten Panikattacke mehr stressreiche Lebensereignisse als gesunde Kontrollpersonen, wobei das Stresslevel am höchsten einige Monate vor Auftreten der ersten Symptome ist (Faravelli, 1985; Faravelli & Pallanti, 1989). Erfüllen Betroffene die Diagnose einer Panikstörung mit Agoraphobie, so gehen die Panikattacken der Agoraphobie in den meisten Fällen wenige Tage bis einige Jahre voraus (Faravelli & Paionni, 2001).

Verlauf und Chronifizierung

Viele Studien deuten darauf hin, dass die Panikstörung eine chronische Erkrankung mit Phasen zunehmender und abnehmender Symptomatik ist, die einer andauernden Behandlung bedarf. Faravelli et al. (1995) fanden bezogen auf einen fünfjährigen Untersuchungszeitraum, dass die Wahrscheinlichkeit einer vollen Remission bei Patienten mit isolierter Panikstörung mit und ohne Agoraphobie bei etwa 37 Prozent liegt. Knapp 73 Prozent zeigten immerhin eine stetige Verbesserung. Von den Patienten mit anfänglich positivem Verlauf gelang es immerhin knapp 41 Prozent, die Verbesserungen hinsichtlich der Symptomatik nach fünf Jahren aufrechtzuhalten. Lediglich 12 Prozent zeigten auf den Gesamtuntersuchungszeitraum bezogen eine vollständige und stabile Remission, während gut 47 Prozent zwar eine positive, jedoch nicht voll zufriedenstellende Entwicklung zeigten. Die Erkrankungsdauer, bevor eine Behandlung in Anspruch genommen wird, scheint hierbei wesentlichen Einfluss zu nehmen. Patienten, die nur kurze Zeit erkrankt waren, bevor sie eine Behandlung in Anspruch genommen haben, erreichen am ehesten eine vollständige Remission und berichten im Verlauf weniger Rückfälle.

Der Verlauf der Erkrankung scheint des Weiteren abhängig vom Subtyp (Ausmaß der agoraphobischen Vermeidung) sowie vom Vorliegen weiterer Komorbiditäten zu sein. Hierbei wirkt sich vor allem eine zusätzlich vorliegende Persönlichkeitsstörung ungünstig auf den Verlauf der Panikstörung sowie auf das soziale Funktionsniveau aus (Noyes et al., 1990). Kessler et al. (2006) fanden hingegen keinen Unterschied in der 12-Monats-Persistenz der Symptomatik in Abhängigkeit davon, ob die Patienten mit Panikstörung zusätzlich eine Agoraphobie aufwiesen oder nicht.

Funktionseinschränkungen

Eine Panikstörung mit und ohne Agoraphobie ist verbunden mit einem größeren Risiko für eine geringere körperliche und psychische Gesundheit, Alkohol- und Drogenmissbrauch, einer erhöhten Rate an Suizidversuchen, einem geringeren ehelichem Funktionsniveau und größerer finanzieller Abhängigkeit (Markowitz et al., 1989). Massion et al. (1993) untersuchten bei Angstpatienten verschiedene Aspekte von Lebensqualität und fanden, dass 65 Prozent der untersuchten Panikpatienten aktuell keiner Arbeit nachkamen, 27 Prozent empfangen Sozialhilfe. Bezogen auf die letzten drei Monate vor dem entsprechenden Interview gaben in einer weiteren Studie 44 Prozent der Panikpatienten an, mindestens einen Fehltag aufgrund von emotionalem Stress aufgewiesen zu haben. Im Vergleich hierzu wiesen lediglich 2 Prozent einer Kontrollgruppe ohne psychische Erkrankungen mindestens einen Fehltag aufgrund von emotionalem Stress auf (Kouzis & Eaton, 1994). Diese Ergebnisse lassen den Einfluss dieser Erkrankung auf die Lebensqualität und das Funktionsniveau der Patienten sowie die massiven ökonomischen Auswirkungen erkennen.

1.3 Diagnostik und Klassifikation

Die Diagnose einer Panikstörung und/oder einer Agoraphobie wird unter Anwendung der im DSM-5 und ICD-10 operationalisierten Diagnosekriterien gestellt (s. Tab. 1.1 und 1.2). Neben der freien Exploration im anamnestischen Gespräch erweisen sich hierbei strukturierte klinische Interviews als hilfreich, wie das *Strukturierte Klinische Interview für DSM-IV* (SKID; Wittchen et al., 1997) oder das *Diagnostische Interview bei psychischen Störungen* (DIPS; Schneider & Margraf, 2006), welche differentialdiagnostische Aussagen ermöglichen.

Eine lizenzfreie Alternative stellt das PHQ-Panikmodul des *Gesundheitsfragebogen für Patienten* (PHQ-D; Löwe et al., 2002) dar (s. folgenden Kasten). Diese Kurzskala ist jedoch bestenfalls als grobes Screening-Instrument geeignet. Bei klarem Nein auf die erste Frage ist mit hoher Sicherheit davon auszugehen, dass keine Panikstörung vorliegt.

Beispielitems aus dem PHQ-Panikmodul (Löwe et al., 2002)

(1) Hatten Sie in den letzten 4 Wochen eine Angstattacke (plötzliches Gefühl der Furcht, Panik)? **NEIN** **JA**

Wenn »JA«, beantworten Sie bitte noch folgende Fragen:

(1) Ist dies bereits früher einmal vorgekommen?
(2) Treten manche dieser Anfälle völlig unerwartet auf – d. h. in Situationen, in denen Sie nicht damit rechnen, dass Sie angespannt oder beunruhigt reagieren?
(3) Empfinden Sie diese Anfälle als stark beeinträchtigend und/oder haben Sie Angst vor erneuten Anfällen?
(4) Litten Sie während Ihres letzten schlimmen Angstanfalls unter Kurzatmigkeit, Schwitzen, Herzrasen oder -klopfen, Schwindel oder dem Gefühl, der Ohnmacht nahe zu sein, Kribbeln oder Taubheitsgefühlen, Übelkeit oder Magenbeschwerden?

Tabelle 1.1 Diagnosekriterien einer Panikstörung nach DSM-5 (APA, 2014) bzw. ICD-10 (WHO, 2008)

DSM-5: 300.01	ICD-10: F41.0
Symptome (A + B)	**Symptome**
A. Wiederholte unerwartete Panikattacken	Wiederkehrende schwere Angstattacken (Panik)
▶ Plötzliche Anflutung starker Angst oder intensiven Unbehagens ▶ Währenddessen treten mindestens 4 der folgenden Symptome auf: (1) Palpitationen, Herzklopfen oder beschleunigter Herzschlag (2) Schwitzen (3) Zittern oder Beben (4) Gefühl der Kurzatmigkeit oder Atemnot (5) Erstickungsgefühle (6) Schmerzen oder Beklemmungsgefühle in der Brust (7) Übelkeit oder Magen-Darm-Beschwerden (8) Schwindelgefühle, Unsicherheit, Benommenheit oder Gefühl, der Ohnmacht nahe sein (9) Kälteschauer oder Hitzegefühle (10) Parästhesien (Taubheit oder Kribbelgefühle) (11) Derealisation (Gefühl der Unwirklichkeit) oder Depersonalisation (sich von der eigenen Person losgelöst fühlen) (12) Angst die Kontrolle zu verlieren oder »verrückt zu werden« (13) Angst zu sterben	▶ Plötzlicher Beginn mit Herzklopfen, Brustschmerz, Erstickungsgefühlen, Schwindel und Entfremdungsgefühlen (Depersonalisation oder Derealisation), sekundär Furcht zu sterben, vor Kontrollverlust oder Angst, wahnsinnig zu werden. ▶ Währenddessen kommt es zu einer Zunahme der Angst und der vegetativen Symptome, was meist zu einem fluchtartigen Verlassen der Situation führt
▶ Erreicht innerhalb von Minuten ihren Höhepunkt	▶ Dauern meist Minuten an, manchmal auch länger
B. Infolge mindestens einer Attacke trat für mindestens einen Monat mindestens eines der nachfolgenden Symptome auf:	
(1) Andauernde Besorgnis oder Sorgen darüber, dass weitere Panikattacken auftreten oder hinsichtlich ihrer Konsequenzen (z. B. die Kontrolle zu verlieren, einen Herzinfarkt zu erleiden, »verrückt« zu werden).	▶ Furcht vor erneuten Attacken in der Folge
(2) Eine deutliche Verhaltensänderung infolge der Attacken (z. B. Verhaltensweisen, um Panikattacken zu verhindern, wie die Vermeidung unbekannter Situationen oder körperlicher Betätigung).	▶ Vermeidung dieser Situationen in der Zukunft

Tabelle 1.1 (Fortsetzung)

DSM-5: 300.01	ICD-10: F41.0
	▶ Weitestgehend angstfreie Zeiträume zwischen den Attacken (Erwartungsangst jedoch häufig) ▶ Beschränken sich nicht auf eine spezifische Situation oder besondere Umstände und sind deshalb auch nicht vorhersehbar ▶ Treten in Situationen auf, in denen keine objektive Gefahr besteht
	Zeitkriterium
	Innerhalb eines Zeitraumes von etwa einem Monat sollen mehrere schwere vegetative Angstanfälle aufgetreten sein.
Abgrenzung (C + D)	**Abgrenzung**
C. Das Störungsbild ist weder Folge der physiologischen Wirkung einer Substanz (z. B. Substanz mit Missbrauchspotenzial, medikamentöse Wirkstoffe), noch eines medizinischen Krankheitsfaktors (z. B. Hyperthyreose, kardiopulmonale Erkrankungen).	
D. Das Störungsbild kann nicht besser durch eine andere psychische Störung erklärt werden (z. B. Panikattacken treten nicht nur in Reaktion auf umschriebene phobische Objekte oder Situationen, wie bei der Spezifischen Phobie; in Reaktion auf gefürchtete soziale Situationen, wie bei der Sozialen Angststörung; in Reaktion auf Zwangsgedanken, wie bei der Zwangsstörung; in Reaktion auf Erinnerungen an traumatische Ereignisse, wie bei der Posttraumatischen Belastungsstörung etc. auf).	Tritt eine Panikattacke in einer eindeutig phobischen Situation auf, wird dies als Ausdruck des Schweregrades einer Phobie gewertet und eine Phobie diagnostiziert. Nur bei Fehlen der unter F40 genannten Phobien soll eine Panikstörung diagnostiziert werden. Besonders bei Männern können Panikattacken im Zusammenhang mit depressiven Störungen auftreten. Sind die Kriterien für eine depressive Störung erfüllt, soll eine Panikstörung nicht als Hauptdiagnose erscheinen.

Wird lediglich das A-Kriterium im Rahmen des DSM-5 erfüllt, so können Panikattacken zwar nicht als Diagnose einer psychischen Störung, jedoch als Zusatzkodierung verschlüsselt werden. Panikattacken können im Kontext aller Angststörungen sowie im Zusammenhang mit anderen psychischen Störungen, wie depressiven Störungen, Posttraumatischen Belastungsstörungen oder Substanzkonsumstörungen, auftreten. Meist stellen diese dann einen Indikator für den Schweregrad der psychischen Grunderkrankung dar. Des Weiteren können sie im Zusammenhang mit einigen medizinischen Krankheitsfaktoren (z. B. kardial, respiratorisch, vestibulär, gastrointestinal) auftreten.

Tabelle 1.2 Diagnosekriterien einer Agoraphobie nach DSM-5 (APA, 2014) bzw. ICD-10 (WHO, 2008)

DSM-5: 300.22	ICD-10: F40.0
Symptome (A, B, C, D, E)	**Symptome**
A. Ausgeprägte Furcht oder Angst vor mindestens zwei der folgenden fünf Situationen: (1) Benutzen öffentlicher Verkehrsmittel (z. B. Autos, Busse, Züge, Flugzeuge, Schiffe). (2) Auf offenen Plätzen sein (z. B. Marktplätze, Parkplätze, Brücken). (3) In geschlossenen öffentlichen Räumen sein (z. B. Einkaufsläden, Theater, Kino). (4) Schlange stehen oder sich in einer Menschenmenge befinden. (5) Allein außer Haus sein.	Zusammenhängende und sich oft überschneidende Gruppe von Phobien ▶ Die Angst muss beschränkt sein (oder hauptsächlich auftreten) auf mindestens zwei der folgenden umschriebenen Situationen: in Menschenmengen, auf öffentlichen Plätzen, bei Reisen mit weiter Entfernung von zuhause oder bei Reisen alleine.
B. Diese Situationen werden gefürchtet und vermieden, weil eine Flucht schwierig sein könnte, oder weil bei Auftreten panikartiger Symptome oder anderer stark beeinträchtigender oder peinlicher Symptome (z. B. Furcht vor Inkontinenz) Hilfe nicht verfügbar sein könnte.	
C. Die oben genannten gefürchteten Situationen rufen fast immer eine Furcht- oder Angstreaktion hervor.	
D. Die agoraphobischen Situationen werden aktiv vermieden, können nur in Begleitung aufgesucht werden oder werden unter intensiver Angst ausgehalten.	▶ Vermeidung der phobischen Situation ist/war ein entscheidendes Symptom.
E. Die Furcht oder Angst geht über das Ausmaß der tatsächlichen Gefahr durch die agoraphobischen Situationen hinaus und ist im soziokulturellen Kontext übertrieben.	
Zeitkriterium/Belastung (F + G)	**Belastung/Zeitkriterium**
F. Die Furcht, Angst oder Vermeidung ist anhaltend, meist über 6 Monate oder länger.	
G. Die Furcht, Angst oder Vermeidung führt in klinisch bedeutsamer Weise zu Leiden oder Beeinträchtigungen in sozialen, beruflichen oder anderen wichtigen Funktionsbereichen.	Schweregrad der Angst und das Ausmaß des Vermeidungsverhaltens differieren, dennoch ist diese Phobie sehr einschränkend.
Abgrenzung (H + I)	**Abgrenzung**
H. Falls ein anderer medizinischer Krankheitsfaktor vorliegt (z. B. Colitis Ulcerosa, Morbus Crohn, Morbus Parkinson), so ist die Furcht, Angst oder Vermeidung deutlich aus-	

Tabelle 1.2 (Fortsetzung)

DSM-5: 300.22	ICD-10: F40.0
geprägter als dies üblicherweise hierbei zu erwarten wäre.	
I. Die Furcht, Angst oder Vermeidung kann nicht besser durch die Symptome einer anderen psychischen Störung erklärt werden. Zum Beispiel sind die Symptome nicht auf eine Spezifische Phobie vom Situativen Typ beschränkt, treten nicht nur in sozialen (wie bei der Sozialen Angststörung) oder zwangsspezifischen Situationen (wie bei der Zwangsstörung) auf, stehen nicht ausschließlich in Zusammenhang mit subjektiv wahrgenommenen Mängeln oder Makeln in der körperlichen Erscheinung (wie bei der Körperdysmorphen Störung), Erinnerungen an traumatische Ereignisse (wie bei der Posttraumatischen Belastungsstörung) oder Furcht vor Trennungen (wie bei Störung mit Trennungsangst).	Die psychischen oder vegetativen Symptome müssen primäre Manifestationen der Angst sein und dürfen nicht durch andere Symptome wie Wahn- oder Zwangsgedanken verursacht werden. Depressive, zwanghafte sowie sozialphobische Symptome können zusätzlich vorhanden sein, dominieren das klinische Bild jedoch nicht.

Die Diagnosen einer Panikstörung und einer Agoraphobie können voneinander unabhängig auftreten. Sind die Kriterien einer Panikstörung und einer Agoraphobie erfüllt, wird nach DSM-5 eine Panikstörung (300.01) und eine Agoraphobie (300.22), nach ICD-10 eine Agoraphobie mit Panikstörung (F40.01) diagnostiziert. Etwa 64 Prozent aller Patienten mit Panikstörung erfüllen laut dem Bericht der National Comorbidity Survey Replication gleichzeitig die Diagnose einer Agoraphobie. Patienten, die die Kriterien beider Störungsbilder erfüllen, weisen einen schwerwiegenderen Verlauf auf. Sie erleiden mehr Panikattacken und haben häufiger eine weitere komorbide psychische Störung als Patienten, die lediglich unter einer Panikstörung leiden (Kessler et al., 2005b, 2006).

Unterschiede zwischen DSM-IV und DSM-5

Während im DSM-IV (Saß et al., 2003) die Diagnosen einer Panikstörung und Agoraphobie miteinander verknüpft waren (Panikstörung mit Agoraphobie (300.21), Panikstörung ohne Agoraphobie (300.01), Agoraphobie ohne Panikstörung in der Vorgeschichte (300.22)), werden diese im DSM-5 in Form von zwei voneinander unabhängigen Diagnosen mit jeweils separaten Kriterien verschlüsselt. Dieser Wandel ist darauf zurückzuführen, dass ein wesentlicher Anteil betroffener agoraphobischer Patienten keine Paniksymptomatik aufweist.

Ein weiterer Unterschied besteht darin, dass die Diagnose einer Agoraphobie laut DSM-5 mindestens zwei agoraphobisch gefürchtete oder vermiedene Situationen erforderlich macht, während im DSM-IV noch keine Mindestanzahl zur Diagnosestellung erforderlich war. Diese Änderung sollte die differentialdiagnostische Unterscheidung zu Spezifischen Phobien gewährleisten.

Schließlich wurden die Kriterien der Agoraphobie im DSM-5 um die klassischen angstspezifischen Kriterien-Sets (z. B. Einschätzung der Ängste als unbegründet und unverhältnismäßig; typische Dauer von 6 Monaten oder mehr) ergänzt.

Differentialdiagnostik und Komorbiditäten

Ist die vom Patienten beschriebene Furcht, Angst oder Vermeidung prinzipiell auch auf eine andere Störung zurückzuführen, sollten differentialdiagnostische Abwägungen unternommen werden (APA, 2014; Konermann & Zaudig, 2003). Hierbei gilt bezüglich einer **Panikstörung:**

- **Angststörung aufgrund eines medizinischen Krankheitsfaktors.** Werden die Panikattacken als eine direkte körperliche Folge eines anderen medizinischen Krankheitsfaktors angesehen, wird die Panikstörung nicht diagnostiziert. Medizinische Krankheitsfaktoren, die Panikattacken auslösen können, sind beispielsweise Hyperthyreose (Schilddrüsenüberfunktion), Hyperparathyreose (Überfunktion der Nebenschilddrüsen), Phäochromozytom (hormonproduzierenden Tumor des Nebennierenmarks), vestibuläre Dysfunktionen, Anfallsleiden und kardiopulmonale Erkrankungen (z. B. Arrhythmien, supraventrikuläre Tachykardie, Asthma, chronisch obstruktive Lungenerkrankungen). Eine medizinische Abklärung in Form von körperlichen Untersuchungen und Labortests sollte differentialdiagnostisch herangezogen werden.
- **Substanz-/Medikamenteninduzierte Angststörung.** Die Panikstörung wird nicht diagnostiziert, wenn die Panikattacken als eine direkte körperliche Folge einer Substanz angesehen werden. Eine Intoxikation mit das zentrale Nervensystem stimulierenden Substanzen wie Kokain, Amphetamine und Koffein oder Cannabis, aber auch der Entzug von zentralnervös dämpfenden Substanzen (z. B. Alkohol, Barbiturate) können eine Panikattacke auslösen. Bestehen die Panikattacken auch außerhalb des Substanzkonsums fort, sollte die Diagnose einer Panikstörung in Betracht gezogen werden. Da einige Panikpatienten ihre Symptome durch den Konsum von Substanzen im Sinne einer Selbstmedikation lindern, ist eine sorgfältige Anamnese erforderlich, mittels derer eine dem Substanzkonsum vorausgehende Panikstörung abgeklärt werden kann. In diesem Falle sollte die Panikstörung zusätzlich zu einer Substanzkonsumstörung diagnostiziert werden.
- Beginnt die Paniksymptomatik nach dem 45. Lebensjahr oder zeichnen sich Panikattacken durch atypische Symptome wie Schwindel, Bewusstlosigkeit, Verlust der Kontrolle über Blase und Darm, undeutliche Sprache oder Amnesie aus, könnte dies ein Hinweis für eine durch einen medizinischen Krankheitsfaktor oder eine Substanz verursachte Panikattacke sein.
- **Andere psychische Störungen, bei denen Panikattacken als zugehöriges Merkmal auftreten.** Panikattacken, die als Symptom anderer Angststörungen auftreten, sind *erwartet*. Sie werden z. B. ausgelöst durch soziale Situationen bei der Sozialen Angststörung, durch ein phobisches Objekt oder Situation bei Spezifischer Phobie

oder Agoraphobie, durch eine Sorge bei der Generalisierten Angststörung, durch einen an das Trauma erinnernden Reiz bei der Posttraumatischen Belastungsstörung (PTBS) oder durch die Trennung von zuhause oder von Bezugspersonen bei der Störung mit Trennungsangst. Da die Diagnose einer Panikstörung das Auftreten wiederkehrender *unerwarteter* Panikattacken erfordert, wird in diesem Fall von einer entsprechenden Diagnose abgesehen. Bei der PTBS kann es auch zu plötzlich auftretenden Anspannungs- und Erregungszustände kommen, die sich die Betroffenen nicht erklären können. In der Regel sind jedoch weitere Symptome feststellbar, die die Diagnose einer PTBS rechtfertigen.

- **Somatoforme Störung.** Das Vollbild der Somatoformen Störung grenzt sich durch die Vielzahl der wechselnden und dauerhaft, also nicht nur episodisch auftretenden körperlichen Symptome, sowie die Unkorrigierbarkeit der Krankheitsbefürchtungen von der Panikstörung ab. Die Unterscheidung zur Autonomen Somatoformen Funktionsstörung des kardiovaskulären Systems sowie zur Autonomen Somatoformen Funktionsstörung des respiratorischen Systems ist problematischer. Sind die Befürchtungen, an einer körperlichen Erkrankung zu leiden, relativ dauerhaft als ernste und beeinträchtigende Sorgen vorhanden und durch ärztliche Aussagen nicht längerfristig zu beruhigen, handelt es sich eher um eine Autonome Somatoforme Funktionsstörung. Bei Panikpatienten hingegen handelt es sich vielmehr um eine Erwartungsangst vor der nächsten Attacke mit dem befürchteten letalen Ausgang. Auch das Ausmaß der Erregungszustände bei Beschäftigung mit der vermeintlichen körperlichen Schädigung (meist also Herzinfarkt) kann differenzierend herangezogen werden. Menschen mit Somatoformer Störung haben im Vergleich zu Panikpatienten keine Panikattacken mit Vernichtungsgefühlen.
- **Andere näher bezeichnete Angststörung oder nicht näher bezeichnete Angststörung.** Die Panikstörung sollte nicht diagnostiziert werden, wenn noch nie unerwartete Panikattacken mit vollständiger Symptomatik erlebt wurden. Wurden unerwartete Panikattacken mit lediglich unvollständiger Symptomatik erlebt, sollte eine andere, *näher bezeichnete Angststörung* oder eine *nicht näher bezeichnete Angststörung* in Betracht gezogen werden.

Bezüglich einer **Agoraphobie** gelten die folgenden differentialdiagnostischen Hinweise:

- **Spezifische Phobie, situativer Typ.** Eine Spezifische Phobie vom situativen Typus sollte diagnostiziert werden, wenn die Furcht, Angst oder Vermeidung auf eine der agoraphobischen Situationen beschränkt ist. Für eine Agoraphobie müssen mindestens zwei agoraphobische Situationen gefürchtet werden. Des Weiteren sind die Gedanken und Überzeugungen differenzierend heranzuziehen. Wird die Situation aus anderen Gründen als panikartigen Symptomen oder anderen stark beeinträchtigenden oder peinlichen Symptomen gefürchtet (z. B. Ängste, direkt durch die Situation geschädigt zu werden, wie etwa die Furcht, aus einer Höhe herunterzustürzen bei Menschen mit Höhenangst), dann deutet dies eher auf eine Spezifische Phobie hin.

- **Störung mit Trennungsangst.** Bei der Störung mit Trennungsangst beziehen sich die Gedanken auf Trennungen von wichtigen Bezugspersonen oder das häusliche Umfeld, während bei der Agoraphobie der Fokus auf panikartigen Symptomen oder anderen stark beeinträchtigenden oder peinlichen Symptomen in der gefürchteten Situation liegt.
- **Soziale Angststörung.** Bei der Sozialen Angststörung liegt der Fokus der Angst auf der negativen Bewertung durch andere und deren sozialen Folgen (z. B. Ablehnung), während Agoraphobiker sich um ihre körperliche und/oder seelische Unversehrtheit per se ängstigen (Angst zu sterben, in Ohnmacht zu fallen, verrückt zu werden etc.). Agoraphobiker fühlen sich in Begleitung anderer eher sicherer, wohingegen Sozialphobiker in Situationen, in denen sie alleine sind und auch zu einem späteren Zeitpunkt keine Bewertungen zu befürchten haben, keine Schwierigkeiten haben. Schließlich berichten Sozialphobiker in der Regel von recht auffälligen Symptomen (Erröten, Schwitzen, Zittern etc.), während Agoraphobiker eher von nicht beobachtbaren, subjektiv wahrnehmbaren körperlichen Veränderungen wie Herzrasen, Schwindel, Atembeschwerden, Schwächegefühlen und Depersonalisationsphänomenen berichten.
- **Panikstörung.** Eine Agoraphobie sollte nur dann diagnostiziert werden, wenn sich das mit Panikattacken assoziierte Vermeidungsverhalten auf die Vermeidung von zwei oder mehr agoraphobischen Situationen bezieht.
- **Akute Belastungsreaktion und Posttraumatische Belastungsstörung.** Bezieht sich die Furcht, Angst oder Vermeidung ausschließlich auf Situationen, welche die Person an das traumatische Ereignis erinnern, handelt es sich nicht um eine Agoraphobie, sondern um eine Akute Belastungsreaktion oder PTBS.
- **Generalisierte Angststörung.** Patienten mit Generalisierter Angststörung (GAS) weisen keine konkreten, situationsgebundenen Ängste mit entsprechendem Vermeidungsverhalten auf. Wird bei der GAS Vermeidungsverhalten beobachtet, dann nicht wegen Befürchtungen, einen physischen oder psychischen Schaden zu erleiden, sondern weil GAS-Patienten davon ausgehen, die entsprechende Aktivität »nicht zu schaffen« (im Sinne von Versagen). Des Weiteren sorgen sich GAS-Patienten um alltägliche Dinge oder ihre Angehörigen, während dieses Grübelverhalten bei agoraphobischen Patienten nicht zu beobachten ist.
- **Depressive Störungen.** Depressive Patienten vermeiden, das Haus zu verlassen – aufgrund von Apathie, Energieverlust, geringem Selbstwertgefühl und Anhedonie. Depressive Symptome lassen sich hier eruieren, bevor die agoraphobische Situation zum ersten Mal vermieden wurde. Ist die Vermeidung unabhängig von der Befürchtung panikartiger Symptome oder anderer stark beeinträchtigender oder peinlicher Symptome, sollte eine Agoraphobie nicht diagnostiziert werden.
- **Andere medizinische Krankheitsfaktoren.** Werden Situationen als physiologische Konsequenz eines medizinischen Krankheitsfaktors vermieden, beispielsweise wenn Personen mit Morbus-Crohn-Erkrankung fürchten, in der Öffentlichkeit Durchfall zu bekommen, wird keine Agoraphobie diagnostiziert. Geht die Furcht oder Vermeidung jedoch deutlich über das Ausmaß hinaus, was gewöhnlich im

Zusammenhang mit diesen medizinischen Krankheitsfaktoren zu erwarten ist, sollte die Diagnose einer Agoraphobie in Betracht gezogen werden.

Sowohl die Panikstörung als auch die Agoraphobie treten selten isoliert auf. Ein Großteil der Betroffenen weist zusätzlich eine andere psychische Störung auf, insbesondere Angststörungen, Substanzkonsumstörungen und affektive Störungen (Goodwin et al., 2005; Kessler et al., 2006).

Generell gilt, dass beim vollständigen Vorliegen der diagnostischen Kriterien für Panikstörung und / oder Agoraphobie sowie einer anderen Störung beide Diagnosen vergeben werden sollten. Ein Überblick über häufige Komorbiditäten bei Panikstörung und Agoraphobie bieten die folgenden Übersichten.

Häufige Komorbiditäten der Panikstörung (APA, 2014; Goodwin et al., 2005; Kessler et al., 2005b, 2006; Schumacher et al., 2011)

Andere Angststörungen. Bis zu 66 % der Panikpatienten weisen eine weitere Angststörung auf. Besonders häufig handelt es sich dabei um Agoraphobie (64 %), Spezifische Phobien (34 %) und Soziale Angststörungen (31 %), gefolgt von PTBS (22 %), GAS (21 %) und Zwangsstörungen (8 %).

Affektive Störungen. Patienten mit Panikstörung weisen häufig komorbid eine Depression auf (bis zu 65 %). Bei etwa einem Drittel der Betroffenen geht die Depression der Panikstörung zeitlich voraus, in den verbleibenden zwei Dritteln tritt die Depression zeitgleich mit oder nach dem Beginn der Panikstörung auf.

Das Lebenszeitrisiko von Panikpatienten, an einer Bipolaren Störung zu erkranken, liegt bei 14 %.

Substanzkonsumstörung. 27 % aller Patienten mit Panikstörung entwickeln im Laufe ihres Lebens eine Substanzkonsumstörung, besonders häufig eine Alkoholabhängigkeit (25 %). Häufig handelt es sich dabei um einen Versuch, die Angst mit Alkohol oder Medikamenten zu behandeln.

Impulskontrollstörungen. Patienten mit Panikstörung weisen im Verlauf ihres Lebens häufig eine Impulskontrollstörung auf (47 %), hierunter 22 % eine Störung des Sozialverhaltens, 13 % eine Aufmerksamkeits-Defizit-Hyperaktivitätsstörung sowie 13 % ein Oppositionelles Trotzverhalten.

Andere medizinische Krankheitsfaktoren. Überzufällig häufig weisen Patienten mit Panikstörung eine Vielzahl allgemeiner medizinischer Symptome und Krankheitsfaktoren auf. Hierzu zählen Schwindel, Herzarrhythmien, Hyperthyreose, Asthma, chronische obstruktive Lungenerkrankungen, Kopfschmerzen und das Colon irritable.

Häufige Komorbiditäten der Agoraphobie (APA, 2014; Goodwin et al., 2005; Kessler et al., 2005b, 2006; Schumacher et al., 2011)

Andere Angststörungen. Die häufigsten zusätzlichen Diagnosen von Patienten mit Agoraphobie sind andere Angststörungen. Patienten, die die Diagnose einer Ago-

raphobie mit Panikstörung erfüllen, zeigen häufig zusätzlich Spezifische Phobien (75 %), eine Soziale Angststörung (67 %) oder eine PTBS (40 %). Andere Angststörungen treten häufig vor dem Beginn der Agoraphobie auf.
Affektive Störungen. Knapp 39 % der Patienten mit Agoraphobie und Panikstörung weisen eine Depression auf, 33 % eine Bipolare Störung. Depressive Erkrankungen setzen typischerweise sekundär zur Agoraphobie ein.
Substanzkonsumstörung. Patienten mit Agoraphobie und Panikstörung weisen ein Lebenszeitrisiko von 37 % auf, eine Substanzkonsumstörung zu entwickeln. Besonders häufig weisen sie eine Alkoholkonsumstörung auf (23 %). Substanzkonsumstörungen treten meist sekundär zur Agoraphobie auf.

Störungsspezifische Symptommaße

Die folgenden Selbst- und Fremdbeurteilungsinstrumente stellen eine Auswahl für den Bereich Panikstörung und Agoraphobie dar und ermöglichen eine Bestimmung des Schweregrades der Symptomatik, nachdem die Diagnosestellung erfolgt ist:
Fragebogen zu körperbezogenen Ängsten, Kognitionen und Vermeidung (AKV; Ehlers et al., 2001). Das Inventar bestehend aus drei Untertests erfasst das Ausmaß an Angst vor körperlichen Symptomen (Body Sensations Questionnaire, BSQ), die Häufigkeit angstbezogener Kognitionen (Agoraphobic Cognitions Questionnaire, ACQ) sowie das Ausmaß agoraphobischen Vermeidungsverhaltens (Mobility Inventory, MI). Einsatzbereiche liegen neben der Diagnostik, in der Therapieplanung sowie der Erfolgskontrolle bei Patienten mit Ängsten und nicht organisch begründeten körperlichen Symptomen.

Beispielitems aus dem **BSQ**:
Wie stark ist die Angst vor folgenden Empfindungen: Herzklopfen, Kribbeln in den Fingerspitzen, weiche Knie, Schwitzen, Gefühl, keine Luft zu bekommen, Schwindel usw.

Beispielitems aus dem **ACQ**:
Wie oft kommen die folgenden Gedanken vor, wenn Sie nervös oder ängstlich sind: »Ich werde in Ohnmacht fallen«; »Ich werde ersticken«; »Ich werde mich lächerlich benehmen«; »Ich werde blind werden«; »Ich werde Unsinn reden und stammeln« usw.

Beispielitems aus dem **MI:**
Wie stark ist das Ausmaß der Vermeidung aus Angst oder Unbehagen vor (a) Plätzen (z. B. Kino, Gaststätten, Fahrstühle, Parkhäuser, Tunnel, offene Plätze usw.), (b) Fahren mit verschiedenen Transportmitteln (z. B. Busse, Züge, Flugzeuge, U-Bahn, Autos usw.), (c) Situationen (z. B. in einer Schlange stehen, Brücken überqueren, zuhause allein sein, Menschenmengen usw.).

Panik- und Agoraphobie-Skala (PAS; Bandelow, 1997). Die als Selbst- und Fremdbeurteilungsversion vorliegende Skala besteht aus 13 Items, die zu den fünf Subskalen Panikattacken, agoraphobe Vermeidung, antizipatorische Angst, Einschränkungen im täglichen Leben sowie Gesundheitssorgen (Befürchtung körperlicher Schäden bzw. Befürchtung einer organischen Ursache) zusammengefasst werden können, sowie einem Zusatzitem (unerwartete vs. erwartete Panikattacken).

Weitere störungsunspezifische Angstskalen bilden das **State-Trait-Angstinventar** (STAI; Laux & Spielberger, 1981), welches Angst als Zustand (State-Angst) sowie als relativ überdauerndes Persönlichkeitsmerkmal (Trait-Angst, Ängstlichkeit) erfasst, sowie das **Beck-Angst-Inventar** (BAI; Margraf & Ehlers, 2007), im Rahmen dessen 21 deskriptive Aussagen zu Angstsymptomen hinsichtlich der Schwere des Auftretens in den letzten sieben Tagen zu bewerten sind. Der **Angstsensitivitätsindex-3** (ASI-3; Kemper et al., 2009) ist stark an den kognitiven Erklärungsmodellen von Angststörungen orientiert und erfasst unter anderem, ob und wie stark körperliche Veränderungen als bedrohlich interpretiert werden (Skala Bedenken somatisch). Die Furcht und Angst entsteht durch die dispositionelle (möglicherweise sogar genetisch verankerte) Sensitivität und damit durch die Neigung zur Fehlinterpretation von Symptomen. Der ASI-3 besteht aus 18 Items (s. Kasten) und hat sich vor allem als relevanter Prädiktor für das Auftreten von Angst bewährt. Er erweist sich als durch Psychotherapie veränderbar. Besteht am Ende einer Behandlung unverändert ein hoher ASI-Wert, dann ist dies ein Hinweis für rasche Rückschläge und das Wiederauftreten von Angstzuständen (Hoyer et al., 2005).

Items der ASI-3 »Skala Bedenken somatisch« (Kemper et al., 2009)

03 – Es macht mir Angst, wenn mein Herz schnell schlägt.

04 – Wenn ich mir den Magen verdorben habe, befürchte ich, dass ich ernsthaft krank bin.

07 – Wenn ich ein Beklemmungsgefühl in der Brust habe, befürchte ich, dass ich nicht mehr richtig atmen kann.

08 – Wenn ich Schmerzen in meiner Brust habe, befürchte ich, einen Herzinfarkt zu bekommen.

12 – Wenn ich bemerke, dass mein Herz für einen Moment aussetzt, befürchte ich, dass etwas mit mir nicht stimmt.

15 – Wenn sich meine Kehle eng anfühlt, habe ich Angst, dass ich ersticken könnte.

Verhaltensnahe Maße

Verhaltenstest. Betroffene berichten in Fragebögen bzw. Interviews ihre Beschwerden aus der Erinnerung. Auf diese Weise erreichen sie oft recht hohe Werte, ohne dass diese Angaben der Wahrheit entsprechen. Es empfiehlt sich daher, Patienten dazu zu bewegen, die unterschiedlichsten Situationen aufzusuchen und dabei jeweils ihre Angststärke zu notieren. Es geht also darum, in der konkreten Konfrontation mit den unterschiedlich ängstigenden Situationen die aktuelle Angst zu beobachten und zu dokumentieren. Dieser Verhaltenstest kann individuell auf die jeweilige Person abgestimmt und entsprechend gestaltet werden. Ein Beispiel könnte wie folgt aussehen:

Tabelle 1.3 Verhaltenstest (Beispiel)

Situationen	Angststärke 0 bis 10	Ausgehalten (A) Vermieden (V)
5 Minuten alleine im Behandlungszimmer bleiben		
Alleine Fahrstuhl fahren (4 Etagen)		
5 Minuten in einer kleinen, dunklen Kammer verbringen		
Alleine zu Fuß in die Stadt gehen		
Alleine über eine Brücke (10 m Höhe) gehen		
Alleine einen großen weiten Platz überqueren		
In ein Kaufhaus gehen		
Rolltreppe fahren		
Im Supermarkt an der Kasse anstehen und bezahlen		
Alleine in ein Gasthaus / Café gehen und etwas bestellen		
Mit der Straßenbahn / U-Bahn einige Stationen (zu einem bestimmten Ziel) fahren		
Mit dem Zug in eine andere Stadt fahren		

Angsttagebuch. Diese Selbstbeobachtung stellt besonders bei Panikattacken eine verhaltens- und alltagsnahe Diagnostik dar. Patienten werden angehalten, jede Angstattacke hinsichtlich der auftretenden Symptome, Uhrzeit des Beginns, Uhrzeit des Endes, Angststärke, erster Anzeichen, Situation des Auftretens, Gedanken während der Panikattacke, Ausgang bzw. Folgen des Angstzustandes zu notieren. Für jede Panikattacke ist ein separates Protokollblatt zu benutzen. Das Selbstbeobachtungsprotokoll könnte wie folgt aussehen:

Tabelle 1.4 Selbstbeobachtungsprotokoll (Beispiel)

Panikattacke	Datum:
	Anfang: Uhr
	Ende: Uhr
Symptome	Atemnot und Beklemmungsgefühl
	Benommenheit, Ohnmachtsgefühl

	Herzklopfen, Herzrasen, unregelmäßiger Herzschlag										
	Zittern, Beben										
	Schwitzen										
	Erstickungsgefühl										
	Übelkeit, Magen- / Darmbeschwerden										
	Gefühl der Unwirklichkeit, des Losgelöstseins										
	Kribbeln, Taubheitsgefühl										
	Hitzewallungen, Kälteschauer										
	Schmerzen bzw. Unwohlsein in der Brust										
	Furcht zu sterben										
	Furcht verrückt zu werden bzw. die Kontrolle zu verlieren										
	Mundtrockenheit										
	Andere:										
Angststärke	0 keine Angst	1	2	3	4	5	6	7	8	9	10 extreme Angst
Erste Anzeichen											
Anfall erwartet	Ja	Nein									
Situation											
Wo											
Wer											
Was											
Gedanken											
Ausgang, Folgen											
Anmerkungen, Besonderheiten											

Die Wichtigkeit der verhaltensnahen Diagnostik (Verhaltenstest, Verhaltensbeobachtung) wird darin deutlich, dass die in einem Fragebogen oder einem Interview geäußerten Symptome einer Panikattacke deutlich extremer ausfallen als während der konkreten Erfahrung im Verhaltenstest bzw. der alltäglichen Beobachtung mittels Angsttagebuch. Unsere Erfahrungen hierzu sind in Abbildung 1.1 illustriert.

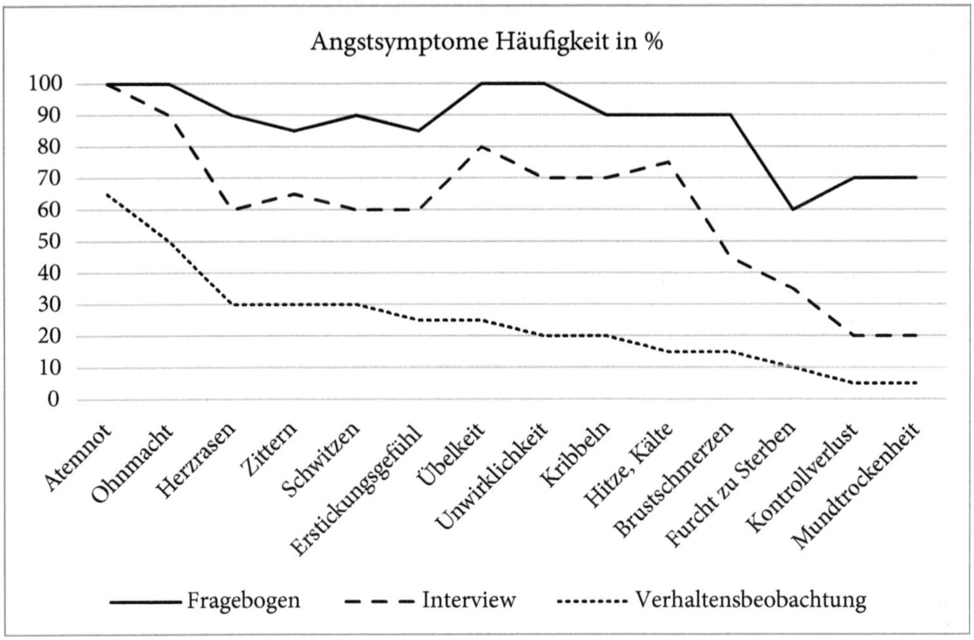

Abbildung 1.1 Symptomhäufigkeit einer Panikattacke aufgrund unterschiedlicher Messverfahren

Funktionale Verhaltensanalyse

Zur Therapieplanung ist die Auswertung des Interviews, der Fragebögen und vor allem der Verhaltenstests bzw. Verhaltensbeobachtungen wichtig. Vor allem aus den verhaltensnahen Instrumenten lassen sich die funktionalen Zusammenhänge von bestimmten Ereignissen, Situationen, emotionalen Zuständen, den Angstsymptomen und deren Konsequenzen im Handeln bzw. im sozialen Umfeld erkennen. Durch die Verhaltensanalyse (s. Kasten) ergeben sich Erklärungen für die vorliegende Angststörung, Therapieziele und die möglichen Interventionen zur Erreichung der Therapieziele.

R: Hilfreich dafür ist zunächst die Eingrenzung und Beschreibung der Angstsymptome auf somatischer, emotionaler, kognitiver und motorischer Ebene. Also was empfinde ich im Körper, was gehen mir für Gedanken durch den Kopf, was tue ich konkret in der Angst?

O: Genetische Veranlagung, Erfahrungen in der Vergangenheit (z. B. Unkontrollierbarkeit, Unvorhersehbarkeit, traumatische Erfahrungen), Persönlichkeitszüge (z. B. war schon immer ängstlich, unsicher, sensitiv gegenüber Misserfolg oder Gefahren) oder auch Modell in der Familie (z. B. meine Mutter war oft körperlich krank oder auch ängstlich und hat mir nichts erlaubt, immer vor den Gefahren gewarnt). Diese überdauernden Bedingungen bzw. Erfahrungen stellen den Hintergrund der Angstentwicklung dar.

S^D: Sammlung und ggf. Hierarchisierung von eigentlich harmlosen, doch Angst auslösenden Bedingungen, also etwa »alleine zu Hause sein, im Stau stehen, einen Tunnel durchfahren, in einer unbekannten Gegend sein, an der Kasse in einer Schlange warten müssen, Zug fahren, an eine schreckliche Erfahrung denken, ein Flugzeug besteigen, im 6. Stock aus dem Fenster schauen, angespannt sein usw.«
S^{Δ}: Sammlung von Bedingungen, die das Auftreten von Angst verhindern, also etwa »mit einer Freundin oder einem Partner im Auto im Stau stehen, in der Nähe eines Krankenhauses oder einer Arztpraxis sein, Beruhigungstabletten dabei haben, das Mobiltelefon dabei haben, Alkohol trinken usw.«
K: Welche Folgen ergeben sich, wenn ich in einer bestimmten Situation Angst bekomme, also »vermeiden, weglaufen, raus rennen, aussteigen, Hilfe rufen, eine Arztpraxis aufsuchen, eine Tablette nehmen, Bekannte um Begleitung bitten, sich ablenken und zusammenreißen usw.« Mit welcher Veränderung der Angst gehen diese Folgen einher? Lässt die Angst nach, werden die Symptome weniger?

Die Analyse auf der **Ebene konkreter Angstauslöser** bzw. Angstsituationen könnte entsprechend Abbildung 1.2 aussehen und wird idealerweise gemeinsam mit dem Patient erarbeitet und besprochen.

Auf der *Makro- oder Persönlichkeitsebene* kommen Erfahrungen, Werte, Prägungen, Überzeugungen und Befürchtungen hinzu, die für diese konkreten Abläufe den biografischen und lebensgeschichtlichen Hintergrund abgeben. Dieser Hintergrund ist (genetisch bzw. durch Lernen) neurobiologisch (subkortikal, kortikal, endokrin) verankert und damit unbewusst, was die Abläufe in konkreten Situationen (s. o.) extrem schnell und hoch automatisiert ablaufen und scheinbar aus dem Nichts auftreten lässt.

Angsthemmende Bedingungen (S^{Δ}) für diese konkreten Abläufe könnten sein:

Dieselbe Situation wird mit minimaler Angst (Stärke 3) bewältigt, wenn ein Freund oder eine Freundin dabei ist und Beruhigungstabletten in der Jackentasche spürbar verfügbar sind (am besten die Dose in der Hand halten).

Aus dieser Ein- und Zuordnung ergeben sich Zusammenhänge, die zeigen, dass auf dem Hintergrund einer ängstlichen Persönlichkeit oder entsprechenden Lebensgeschichte die Fehlwahrnehmungen und Fehlinterpretationen der körperlichen Signale bzw. bestimmter Situationen verstehbar werden, das Katastrophisieren auftritt und damit der Angstkreislauf verstärkt und beschleunigt wird. Ferner tragen Vermeidung, Flucht und Hilfesuche durch ihre Angst vermindernde Wirkung zur Aufrechterhaltung und Verstärkung der Angst bei. Das Erkennen dieser Zusammenhänge ist wichtig, um das für die Verhaltenstherapie geltende Erklärungsmodell zu verstehen und für sich zu akzeptieren.

Auslöser	Reaktion / Verhalten	Folgen / Konsequenz
S^D →	R →	K
Stehe an der Haltestelle Bahn nähert sich und die Türen gehen auf ↓ Ich steige ein, bleibe jedoch dicht an der Türe stehen, obgleich viele Menschen in den Wagen drängen ↓ Signal für Türen schließen ertönt	*physiologisch:* Herzklopfen, rascher Atem, Druck auf Brust *affektiv:* angespannt, nervös, ängstlich (Stärke 6) *kognitiv:* Erwartungsangst, stehe neben mir und denke, wie es wäre jetzt auszurutschen, umzufallen, Hilfe zu brauchen … *motorisch:* zwinge mich und steige ein, halte mich verkrampft fest *physiologisch:* Atemnot, heftigeres Atmen, Ring um die Brust, Darm meldet sich, Schweiß gebadet, schwindelig, benommen *kognitiv:* jetzt wird es ganz schlimm, gleich bekomme ich Durchfall und Herzstillstand *affektiv:* Angst steigt (Stärke 10), Panik … *motorisch:* springe raus, als die Türen schon zugehen und laufe dem Ausgang zu	*negativ (K^-)*, wie eine Strafe, muss mich zwingen, wird immer schlimmer, muss hier raus, blamier mich, sterbe gleich ↓ *positiv (Wegfall von K^-)* Druck lässt nach, kann wieder frei atmen, gerettet

Abbildung 1.2 Verhaltensanalyse anhand eines individuellen Beispiels

! Empfehlung zur Angstdiagnostik (minimaler Standard):

- Standardisiertes Interview: z. B. SKID (ICD-Diagnose)
- Schweregrad und Dimensionen der Angst: AKV
- Verhaltensbeobachtung: Angsttagebuch (AT) über 2–3 Wochen
- Problem- und Verhaltensanalyse

2 Erklärungsmodelle der Panikstörung und der Agoraphobie

2.1 Ein Blick zurück: erste Erklärungsmodelle

Angst ist ein das Überleben sichernder Affekt. Mit Angststörungen (früher gerne als Neurosen bezeichnet), also krankheitswertigen Entgleisungen (zu stark, zu häufig, in unbegründeten Zusammenhängen, behindernd, einschränkend) beschäftigen sich Gelehrte, später dann Kliniker, seit Jahrtausenden. Entsprechend vielfältig, mysteriös, einseitig, fraglich und unwissenschaftlich sind die hierzu entwickelten Erklärungen und Ursachenmodelle. Dies hält sich teilweise bis in unsere Tage. So wurde die »Panikstörung« in das DSM-III (American Psychiatric Association, 1980) aufgenommen, da man annahm, damit eine weitestgehend biologisch begründete Angststörung gefunden zu haben, die sich von der »neurotischen« Furcht (Phobien) und den lebensgeschichtlich bedingten Ängsten (durch Erfahrungen erlernte Störungen) abgrenzen lässt. Insbesondere die plötzlich und schnell auftretenden Panikattacken mit ihrer meist zeitlichen Begrenzung nährten diese Hoffnung. Auch die Beobachtung, dass es Menschen gibt, die wiederholt und über längere Zeit derartige Panikattacken erleiden, ohne agoraphobisches Flucht- und Vermeidungsverhalten zu entwickeln, bestätigt diese Sichtweise. Bis heute hält sich diese Annahme, ohne dass es bislang überzeugende, rein biologische Erklärungen für die Panikstörung ohne Agoraphobie gibt.

Einseitige, überholte Erklärungen. Mit Phobien und Angststörungen haben sich früh die Psychoanalyse (Freud, 1909) und zeitlich parallel der Behaviorismus (z. B. Watson & Rayner, 1920) sowie später die sozialen Lerntheorien (z. B. Bandura & Rosenthal, 1966; Skinner, 1975) mit ihren zum Teil spekulativen, fraglichen, nicht replizierten und oft praxisfernen Annahmen und Experimenten beschäftigt. Typische, das damalige Denken gut illustrierende Beispiele sind im Folgenden (s. Kästen) kurz dargestellt.

Sigmund Freud und der »kleine Hans«

Der fünfjährige Hans wollte das Haus nicht mehr ohne Begleitung verlassen und immer in der Nähe seiner Mutter sein. Er fürchtete, draußen von einem Pferd gebissen zu werden. Anlass war, dass der kleine Hans während eines Ausflugs mit der Kinderfrau Zeuge eines Verkehrsunfalls in Wien wurde, in den Pferdefuhrwerke verwickelt waren und die wild um sich schlagenden Pferde mitsamt ihrer Kutsche auf der Seite lagen und einen gewaltigen Aufruhr verursachten.

Freud nahm an, dass der Angst ein ödipaler Konflikt zugrunde liegt und die Symptome dazu dienten, die tabuisierten Triebregungen aus dem Es abzuwehren. Freud (1909, S. 277) schrieb hierzu: »Details, wie ich sie jetzt erfuhr, dass ihn

besonders geniere, was die Pferde vor den Augen haben, und das Schwarze um deren Mund, ließen sich von dem aus, was wir wussten, gewiss nicht erklären. Aber als ich die beiden so vor mir sitzen sah und dabei die Schilderung seiner Angstpferde hörte, schoss mir ein weiteres Stück der Auflösung durch den Sinn, von dem ich verstand, dass es gerade dem Vater entgehen konnte. Ich fragte Hans [...] ob er mit dem Schwarzen um den »Mund« den Schnurrbart meine, und eröffnete ihm dann, er fürchte sich vor seinem Vater, eben weil er die Mutter so lieb habe. Er müsse ja glauben, dass ihm der Vater darob böse sei, aber das sei nicht wahr.«
Nachdem Hans durch die von seinem Vater durchgeführte Analyse Einsicht in die zugrundeliegenden Konflikte erhielt, klangen die Angstsymptome langsam ab.

Nicht weniger spekulativ, doch noch immer in den Köpfen vieler Kliniker dominierend ist eine auf Watson zurückgehende behavioristische Erklärung der Angstentstehung, die am Beispiel des kleinen Albert in die Lehrbücher einging. Bis heute gelang es jedoch nicht eindeutig, die Korrektheit des durchgeführten Experiments zu belegen, noch die geschilderten Effekte zu replizieren (Harris, 1979).

Der »kleine Albert«

Watson und Rayner (1920) nutzen die Pawlow'schen Lerngesetze zur experimentellen Erzeugung einer Phobie. Als Versuchsperson in ihrem heute sehr umstrittenen Experiment diente der 11 Monate alte Albert. Das Ziel bestand darin, bei dem gesunden und weitestgehend angstfreien Kind mithilfe der Reiz-Reiz-Koppelung Angst, Flucht und Vermeidungsverhalten zu erzeugen.

Hierzu wurde wiederholt ein lautes Geräusch (unkonditionierter Reiz) mit einer weißen Ratte (konditionierter Reiz) präsentiert. Nach einigen Durchgängen zeigte Albert, der anfangs nur auf das laute Geräusch mit Erschrecken reagierte, eine deutliche Angstreaktion auf die Ratte, indem er zu schreien anfing, weinte und schnell davon krabbelte. Die erzeugte Angstreaktion generalisierte auf andere Objekte mit weißem Pelz, wie Hasen, Hunde und eine bärtige Weihnachtsmann-Maske und hielt über Tage an.

In einer Untersuchung von Bandura und Rosenthal (1966) beobachteten gesunde Probanden eine andere Person – das Modell – in einer höchst unangenehm aussehenden, offensichtlich Schmerzen bereitenden Situation. Das Modell war an einen eindrucksvollen elektrischen Apparat mit vielen Kabeln angeschlossen. Beim Ertönen eines Tons zog das Modell sofort seine Hand von der Armlehne zurück und täuschte Schmerzen und Angst vor. Währenddessen zeichnete man die physiologischen Reaktionen (Hautleitwerte) der beobachteten Probanden auf. Nachdem diese das Modell etliche Male hatten »leiden« sehen, zeigten sie bei Ertönen des Tons immer häufiger emotional ängstliche Reaktionen. Sie reagierten schließlich emotional auf einen harmlosen Reiz (Ton), obwohl sie keinen direkten Kontakt zu dem unangenehmen

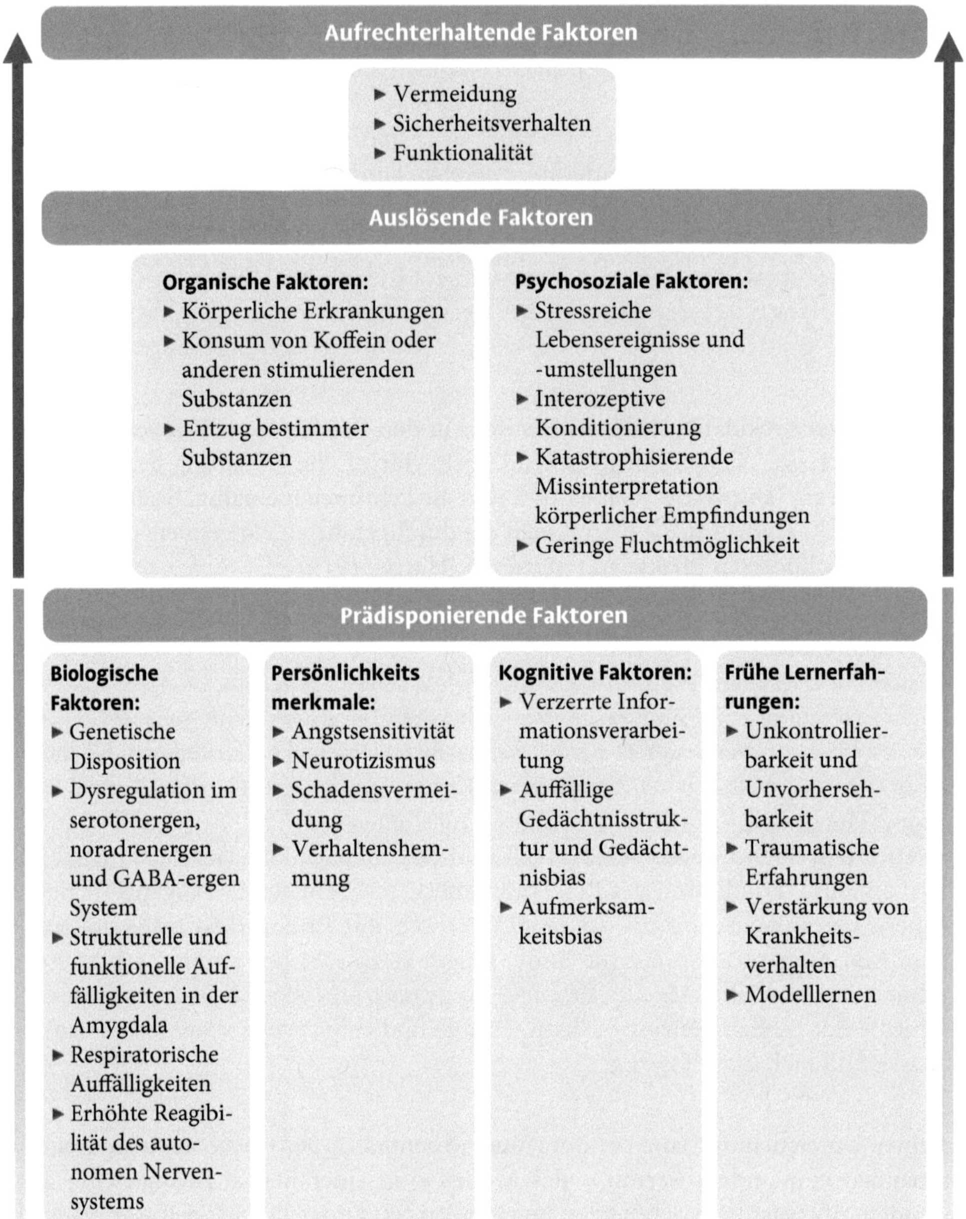

Abbildung 2.1 Multifaktorielles Erklärungsmodell der Panikstörung und Agoraphobie

Geschehen hatten. Die Autoren folgern daraus, dass Angststörungen durch *Modelllernen* verursacht sein können.

In ähnlich vereinfachter und unzureichender Weise sehen die *kognitiven Modelle* (z. B. Mathews & MacLeod, 1994) die Ursachen für Angststörungen allein in der selektiven und dysfunktionalen Informationsverarbeitung. Betroffene interpretieren mehrdeutige Situationen als bedrohlich, nehmen ungerechtfertigterweise an, das Leben sei voll von nicht kontrollierbaren Risiken und überwältigenden Gefahren. Es bestehe keine Sicherheit, dass nicht etwas Traumatisches passiere bzw. erlebte traumatische Erfahrungen sich nicht wiederholen. Die Wahrscheinlichkeiten für derartige Katastrophen werden unrealistisch überschätzt und fehlerhaft vorhergesagt.

Modernes Verständnis und Erklärungskonzept. Wie bei anderen psychischen Erkrankungen wird heute bei der Panikstörung und der Agoraphobie ein multifaktorielles Erklärungsmodell aus biologischen, psychologischen und sozialen Faktoren angenommen (s. Abb. 2.1).

Im Folgenden sollen die verschiedenen Einflussfaktoren zur Entstehung der beiden Erkrankungsbilder in Abhängigkeit von deren prädisponierenden, die Symptomatik auslösenden oder aufrechterhaltenden Funktionen dargestellt werden. Hierbei wird keine explizite Trennung zwischen Panikstörung und Agoraphobie vorgenommen, was darauf zurückzuführen ist, dass beide Erkrankungsbilder bis in jüngster Zeit als eng miteinander verknüpft bzw. als Folge voneinander betrachtet wurden.

2.2 Prädisponierende Faktoren

Als prädisponierende Faktoren bezeichnet man alle belegten oder vermuteten Einflussfaktoren, die die Vulnerabilität, also die Verletzlichkeit einer Person, im Laufe eines Lebens eine Angststörung zu entwickeln, erhöhen. Sie bilden den Nährboden für das Auftreten möglicher psychischer Störungen, in unserem Fall der Panikstörung und der Agoraphobie.

2.2.1 Biologische Faktoren

Genetische Disposition. Familien- und Zwillingsstudien belegen, dass sich 48 Prozent der Varianz bei Panikstörungen auf genetische Faktoren zurückführen lassen (Schumacher et al., 2011). Somit weist die Panikstörung einen recht hohen erblichen Anteil auf. Hierbei scheint es sich bei den meisten Fällen um eine komplexe genetische Basis (s. Kasten) zu handeln, also multiple Gene scheinen für angstspezifisches Verhalten und Erleben verantwortlich zu sein (Domschke, 2014).

Familienstudien belegen, dass Verwandte von Patienten mit Agoraphobie und Panikstörung ein zumindest zweifach erhöhtes Risiko für dieselbe Angststörung aufweisen (Gesunde 9.8 %, Verwandte von Angstpatienten 19.5 %).

Zwillingsstudien zeigen, dass die Konkordanzraten für Angststörungen bei monozygotischen Zwillingen bei 34–42 % und bei dizygotischen Zwillingen zwischen 4 und 17 % (je nach Studie und Einschlusskriterien) liegen.
Kopplungs- und Assoziationsstudien konnten mehrere Gene auf den Chromosomen 1 p, 4q, 7 p, 9q, 11 p, 15q, 20 p identifizieren, die vor allem Gene der Monoaminoxidase (MAO-A), des Serotonin-Transporter (5-HTT), der Serotonin-Rezeptors ($5HT_{1A}$), der Catechol-O-Methyltransferanse (COMT) und des Neuropeptid-S-Rezeptors (NPSR1) betreffen.
Gen-Umwelt-Studien zeigen bislang eine enge Interaktion zwischen 5-HTT und NPSR1 und traumatischen Kindheitserfahrungen, kurz zurückliegenden Lebensereignissen und der Angstentwicklung.
Epigenetische Ansätze finden erste Auffälligkeiten bei der DNA-Methylierung, bei neuronalen Aktivierungskorrelaten (fMRT) der Emotionsverarbeitung und des Einflusses von $5HT_{1A}$ und des COMT-Gens auf Behandlungseffekte (Pharmakotherapie und Psychotherapie).

Neurobiologische Dysregulation. Einige Studien weisen darauf hin, dass Patienten mit einer Panikstörung oder einer Agoraphobie Unregelmäßigkeiten und eine Dysregulation in verschiedenen Neurotransmitter-Systemen aufweisen. Hierbei scheint ein serotonerges Defizit eine besondere Rolle zu spielen (Maron & Shlik, 2006). Aber auch Störungen des noradrenergen und GABA-ergen Systems werden mit Panikstörung und Agoraphobie in Verbindung gebracht (Goddard & Charney, 1997; Malizia et al., 1998; Nutt & Lawson, 1992). Dass Patienten von einer Psychopharmakotherapie profitieren, die die Konzentration von Serotonin und Noradrenalin im synaptischen Spalt erhöht bzw. GABA-erge Rezeptoren stimuliert (z. B. Chouinard et al., 1982; Nutt, 1998; Versiani et al., 2002), wird meist (unberechtigt) als Beleg für die Richtigkeit dieser Entstehungshypothese angenommen.

Weiterhin bestehen Belege, dass wie auch bei anderen Angststörungen strukturelle und funktionelle Auffälligkeiten insbesondere in der Amygdala bestehen. Hierbei handelt es sich um ein Kerngebiet des Limbischen Systems, dem in der Furchtkonditionierung und damit für die Entstehung von Angststörungen eine große Rolle zugesprochen wird (Phelps & LeDoux, 2005). So deuten bildgebende Studien darauf hin, dass Betroffene ein reduziertes Amygdala-Volumen und einen hypertrophierten Hippocampus aufweisen (Hayano et al., 2009; Massana et al., 2003). Funktionelle Auffälligkeiten konnten insofern nachgewiesen werden, als bei Panikpatienten im Vergleich zu gesunden Kontrollpersonen ein größerer Glukose-Stoffwechsel in bilateralen Amygdala-Regionen nachgewiesen werden konnte (Sakai et al., 2005). Während die meisten Studien eine erhöhte Amygdala-Aktivität nachweisen konnten (Shin & Liberzon, 2010), existieren auch einzelne Arbeiten, die eine reduzierte Aktivität belegen konnten (z. B. Tuescher et al., 2011).

Modelle zu neurologischen Angstnetzwerken schreiben neben der Amygdala auch dem Hippocampus, Thalamus und Strukturen des Hirnstamms hypersensitive Eigenschaften zu. Es wird angenommen, dass der hemmende Top-down-Input des frontalen Kortex bei Panikpatienten eingeschränkt ist, was zu einer Übererregung der Amygdala und des gesamten Angstnetzwerkes führt und schließlich in einer Panikattacke resultiert (Coplan & Lydiard, 1998; Gorman et al., 2000).

Schreck-, Furcht- und Angsterfahrungen führen zuverlässig und rasch zur Aktivierung subkortikaler Strukturen (Thalamus, lateraler Kern der Amygdala, Hippocampus, zentrales Höhlengrau, laterale Region des Hypothalamus), bevor überhaupt Projektionsfelder des Kortex erreicht werden. Lernen (Konditionierung, d. h. Koppelung von Reiz und Reaktion) findet ohne Beteiligung des Bewusstseins statt. Folglich kann danach ein bestimmter Reiz (Situation, Stimmung, Erinnerung) ohne bewusste Registrierung das autonome Nervensystem, Stresshormonausschüttung, Angst und Verhalten (Motorik) aktivieren. Angstpatienten sitzen »in der Falle«, indem dieser Kreislauf bzw. Aufschaukelungsprozess zu Bedrohungserleben, Flucht und Vermeidung führt, bevor sie überhaupt eine Chance haben, dieses Verhalten über kortikale (bewusste) Strukturen zu hemmen. Bei Tieren konnte man zeigen, dass ohne subkortikale Strukturen kein Angstlernen (Furchtkonditionierung) möglich ist. Ein Verlernen und eine Überwindung der Angst sind jedoch nur mit intakten kortikalen Strukturen möglich. Durch Therapie erwirbt der Kortex Kontrolle (Inhibition) über die subkortikalen Strukturen (vgl. Abb. 2.2).

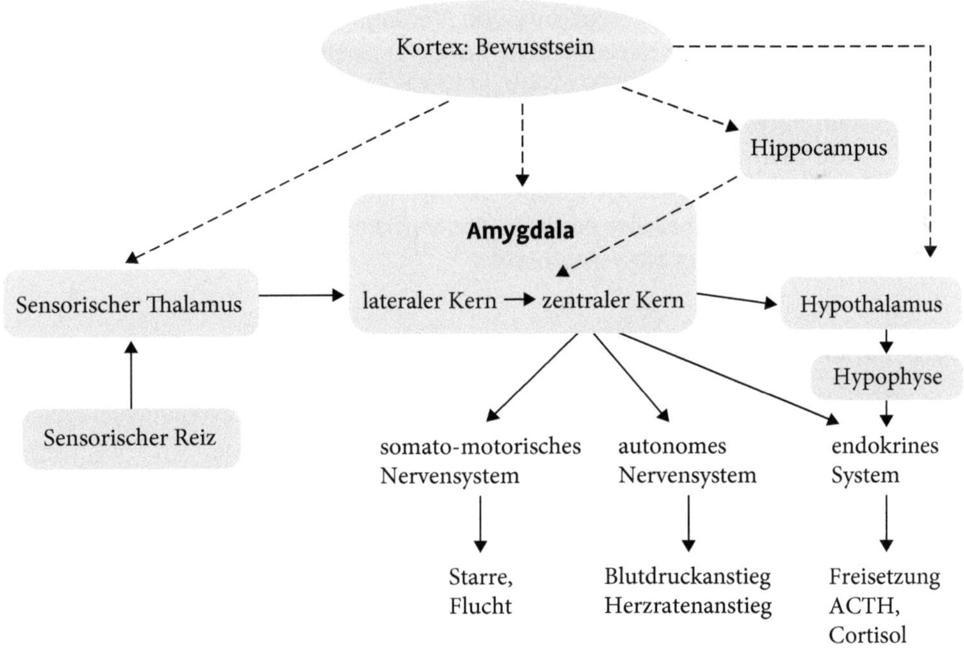

Abbildung 2.2 Neuronale Strukturen und Schaltkreise bei der Angst. Durchgezogene Linien sind beim Erwerb bzw. der Auslösung beteiligt, gestrichelte Linien bei der Überwindung und Therapie der Angst erforderlich (ACTH = Adrenocorticotropes Hormon)

Respiratorische Auffälligkeiten. Einige Studien legen nahe, dass die Panikstörung mit einer CO_2-Überempfindlichkeit in Zusammenhang steht. So konnte gezeigt werden, dass bei einem Großteil von Panikpatienten Panikattacken durch eine CO_2-Inhalation ausgelöst werden können (Papp et al., 1993). Auch nicht betroffene Angehörige von Panikpatienten zeigen unter CO_2-Inhalation eine erhöhte Wahrscheinlichkeit, panikartige Symptome zu zeigen (Coryell, 1997). Hierbei konnten genetische Faktoren für die CO_2-Überempfindlichkeit ausgemacht werden (Bellodi et al., 1998). Abgesehen von einer CO_2-Überempfindlichkeit ließen sich bei Panikpatienten noch weitere respiratorische Auffälligkeiten nachweisen, so in der Atemfrequenz, im Atemvolumen und der inspiratorischen Durchflussrate, nicht jedoch in elektrodermalen und kardiovaskulären Maßen (Wilhelm et al., 2001).

Erhöhte Reagibilität des autonomen Nervensystems. Das autonome oder auch vegetative Nervensystem reguliert vor allem Atmung, Blutdruck, Herzschlag und Verdauung. Bei Panikstörung und Agoraphobie ist vor allem der Sympathikus, als einer von zwei Teilen dieses Nervensystems, beteiligt. Der Sympathikus ist zuständig für Aktivierung, Erhöhung von Herzschlag, Steigerung des Blutdrucks u. a. durch Verengung bestimmter Blutgefäße, Anspannung der Skelettmuskulatur, Erweiterung der Bronchien (Hyperventilation) und die Bereitstellung von Energie (Glukose). Der Parasympathikus, gerne als Gegenspieler des aktivierenden Sympathikus bezeichnet, ist zuständig für Entspannung, Verlangsamung und homöostatische Gegenregulation von Herzschlag und Blutdruck, Verengung der Bronchien, Erschlaffung der Skelettmuskulatur und Anregung bzw. Steuerung von Verdauungsprozessen. Es liegt auf der Hand, dass das autonome Nervensystem für die Entstehung und Aufrechterhaltung von Panikstörung und Agoraphobie relevant ist. Das autonome Nervensystem reagiert auf Anforderungen, ist damit leicht konditionierbar (s. Abschn. 2.3.2) und damit von inneren und äußeren Reizen abhängig. Es lernt unwillentlich auf bestimmte Stimuli zu antworten. Ebenso unterscheiden sich Personen über ihre genetische Ausstattung (s. Abschn. 2.2.1) bzw. über ihre Persönlichkeitsmerkmale (s. Abschn. 2.2.2) hinsichtlich der Reagibilität dieses Nervensystems.

2.2.2 Persönlichkeitsmerkmale

Angstsensitivität. Die Neigung, Empfindungen physiologischer Erregung schädliche physische, psychische oder soziale Konsequenzen zuzuschreiben, wird als Angstsensitivität bezeichnet. So schreibt eine Person mit hoher Angstsensitivität einem schnellen Herzschlag einen bevorstehenden Herzinfarkt zu, während eine Person mit geringer Angstsensitivität diese körperliche Empfindung lediglich als unangenehm betrachten würde. Dies begünstigt den Teufelskreislauf der »Angst vor der Angst«, indem die Angst vor körperlichen Empfindungen die körperliche Erregung weiter ansteigen lässt, was wiederum zu einer Zunahme der Angst vor den körperlichen Symptomen führt.

Es konnte gezeigt werden, dass Panikpatienten und Patienten mit Agoraphobie im Vergleich zu Gesunden verstärkt dazu neigen, auf körperliche Sensationen ängstlich zu reagieren und diese katastrophisierend zu missinterpretieren (Rapee et al., 1988; Reiss et al., 1986). Auch im Vergleich zu anderen Angststörungen zeigten Panikpatienten ein höheres Ausmaß an Angstsensitivität (Taylor et al., 1992).

Langzeitstudien zeigen, dass Angstsensitivität die Anzahl, Häufigkeit, das Auftreten von Panikattacken sowie die Wahrscheinlichkeit, eine Panikstörung oder eine andere Angststörung zu entwickeln, vorhersagt (Ehlers, 1995; Hayward et al., 2000; Schmidt et al., 2006). Ferner stellt Angstsensitivität auch bei Personen, die nicht an einer Panikstörung oder Agoraphobie leiden, einen Risikofaktor dar, unter CO_2-Inhalation oder absichtlicher Hyperventilation, panikartige Symptome zu erzeugen (Rapee et al., 1992).

Neurotizismus. Die überdauernde Tendenz, negative emotionale Zustände zu erleben, gilt als eine der Hauptpersönlichkeitseigenschaften, die sich bei Panikpatienten signifikant im Vergleich zu Gesunden unterscheidet (Võhma et al., 2010). Menschen mit hohen Neurotizismus-Werten geben beispielsweise an, sich oft angespannt und nervös zu fühlen oder dass sie unter starkem Stress manchmal das Gefühl haben, zusammenzubrechen. Sie fühlen sich oft hilflos und wünschen sich eine Person, die ihre Probleme löst. Genetische Faktoren, die die individuelle neurotische Ausprägung beeinflussen, scheinen zudem die Anfälligkeit für Agoraphobie zu beeinflussen (Bienvenu et al., 2007).

Schadensvermeidung. Die Neigung zu gehemmtem Verhalten mit der Absicht, neue Reize, Bestrafung oder einen Mangel an Belohnung zu vermeiden, wird als Schadensvermeidung bezeichnet. Menschen mit hohen Ausprägungen in dieser Persönlichkeitseigenschaft scheinen sich verstärkt über zukünftige Probleme und Unsicherheiten Sorgen zu machen, schüchtern auf fremde Menschen zu reagieren und leicht zu ermüden (Wiborg et al., 2005). Einige Studien weisen darauf hin, dass Personen mit Panikstörung und Agoraphobie höhere Ausprägungen in dieser Persönlichkeitseigenschaft aufweisen als gesunde Kontrollen (Saviotti et al., 1991; Starcevic et al., 1996; Wachleski et al., 2008). Dieser Befund scheint unabhängig von dem Vorliegen einer zusätzlichen Persönlichkeitsstörung zu sein (Wiborg et al., 2005). Allerdings ist Schadensvermeidung für verschiedene Angststörungen im Allgemeinen typisch und kein spezifischer Marker für Panikstörungen bzw. Agoraphobie (Starcevic et al., 1996).

Verhaltenshemmung. Nach Gray (1982) wird das menschliche Verhalten durch die zwei neurobiologisch verankerten Systeme des Behavioral-Approach-Systems (BAS) und des Behavioral-Inhibition-Systems (BIS) gesteuert. Beide Systeme werden als voneinander unabhängig betrachtet und reagieren auf unterschiedliche Arten von Verstärkung. Während das BAS auf belohnende Reize reagiert, ist das BIS sensibel gegenüber Bestrafung und konditionierten aversiven Reizen. BAS-Aktivität führt zu positiven Gefühlen und initiiert Annäherungsverhalten, wohingegen BIS-Aktivität mit Angstgefühlen verknüpft ist und eine Verhaltenshemmung zur Folge hat. Studien weisen darauf hin, dass eine BIS-Überaktivität mit Angststörungen in Verbindung steht (Kimbrel et al., 2007). Angenommen wird, dass die Persönlichkeitseigenschaft, auf neuartige Situationen ängstlich, vermeidend und schüchtern zu reagieren, auf eine erhöhte BIS-Reagibilität zurückzuführen ist. Auch wenn das Konstrukt der Verhaltenshemmung verstärkt mit der Sozialen Angststörung in Verbindung gebracht wird, gibt es einzelne Belege, die darauf hinweisen, dass auch bei Patienten mit Panikstörung (oder deren Kindern) in der Kindheit rückblickend erhöhte Werte in der Verhaltenshemmung im Vergleich zu gesunden Kontrollpersonen vorlagen (Isolan et al., 2005; Reznick et al., 1992; Smoller et al., 2005).

2.2.3 Kognitive Faktoren

Verzerrte Informationsverarbeitung. Personen mit einer Panikstörung und einer Agoraphobie weisen eine deutliche Wahrnehmungsverzerrung und eine Fehlinterpretationsneigung für mehrdeutige bzw. uneindeutige Situationen auf. Sie nehmen eine Situation viel rascher als gefährlich wahr (reduzierte Wahrnehmungsschwelle) und beurteilen diese dann als gefährlich (katastrophisierende Interpretation), was physiologische und behaviorale Folgen nach sich zieht. Dies scheint sich für reine Panikpatienten auf mehrdeutige körperliche Empfindungen zu beschränken (Clark et al., 1997; Richards et al., 2001), während Agoraphobiker eine generelle Tendenz zeigen, auch externale Szenarien mit Gefahr zu verbinden und in einer verzerrten Wahrnehmungswelt gefangen zu sein (McNally & Foa, 1987). So entwickeln Agoraphobiker auf Szenarien wie »Sie wachen inmitten der Nacht auf und meinen, etwas gehört zu haben. Was denken Sie, hat Sie aufgeweckt?« eher eine mit Gefahr assoziierte Interpretation als gesunde Versuchspersonen.
Auffälligkeiten in der Gedächtnisstruktur und im Gedächtnisinhalt. Es wird angenommen, dass sich die Repräsentation von Angst im Gedächtnis von Panikpatienten von der gesunder Personen unterscheidet. Hierbei scheinen die Repräsentationen von körperlichen Empfindungen und Gefahr im Gedächtnis miteinander verknüpft zu sein (Foa & Kozak, 1986; Lang, 1988). Clark und Kollegen (1988) präsentierten ihren Probanden Satzstämme gefolgt von einem Wort, das entweder eine katastrophale oder eine nicht-katastrophale Interpretation beinhaltete. Die Probanden wurden gebeten, das Wort so schnell wie möglich laut vorzulesen. Schnellere Reaktionszeiten sind hierbei assoziiert mit Wörtern, die die Versuchsperson für die Vervollständigung des Satzstammes als stimmig erachtet. Panikpatienten, aber nicht gesunde Kontrollpersonen, zeigten die schnellsten Reaktionen bei Wörtern, die eine katastrophale Interpretation des Satzes beinhalteten. Die Reaktion der Panikpatienten auf gefahrenassoziierte Worte, die durch »XXX« vom Satzstamm getrennt waren, war nicht gesteigert, was darauf schließen lässt, dass die Verknüpfung zwischen Satzstamm und gefahrenassoziiertem Wort die beschleunigte Reaktion verursacht hat. Dies wiederum lässt auf miteinander verknüpfte kognitive Repräsentationen von körperlichen Empfindungen und Gefahr im Gedächtnis von Panikpatienten schließen.

Auch hinsichtlich der Gedächtnisfähigkeit von Panikpatienten konnten Auffälligkeiten nachgewiesen werden. So zeigt diese Patientengruppe im Vergleich zu Gesunden einen Erinnerungsfehler für angstassoziierte Wörter. Angstassoziierte Wörter können von Panikpatienten sehr viel besser und schneller erinnert bzw. wiedererkannt werden, als nicht-angstassoziierte Wörter. Gesunde Kontrollen zeigen hingegen eine bessere Erinnerungsleistung für nicht-angstassoziierte Wörter im Vergleich zu angstassoziierten Wörtern (McNally et al., 1989). Eine Metaanalyse konnte bei Panikpatienten einen signifikanten Gedächtnisfehler für gefahrenassoziierte Stimuli nachweisen, während dieser für Patienten mit einer Generalisierten Angststörung, Posttraumatischen Belastungsstörung und Sozialer Angststörung nicht signifikant wurde (Mitte, 2008).

Wahrnehmungs- und Aufmerksamkeitsfehler. Ein weiterer Vulnerabilitätsfaktor für Panikstörung und Agoraphobie wird darin gesehen, dass Betroffene dazu neigen, potenzielle Gefahrenreize selektiv wahrzunehmen. Mittels Paradigmen wie der *Emotional-Stroop-Task*, *Dot-Probe-Task* oder dem Dichotomen Hören konnte nachgewiesen werden, dass Panik- und Agoraphobie-Patienten in Reaktion auf mit deren Angst assoziierte Reize schneller reagieren bzw. diese eher wahrnehmen als auf neutrale Reize, was auf einen Aufmerksamkeitsfehler (»verzerrte Wahrnehmung«) schließen lässt. Beispielswiese entdeckten Agoraphobiker im Rahmen einer Aufgabe zum Dichotomen Hören mehr gefahrenassoziierte Wörter auf dem nicht zu beachtenden Kanal als gesunde Kontrollpersonen (Burgess et al., 1981). McNally et al. (1990) fanden bei Panikpatienten größere Stroop-Interferenz-Effekte für angst-, körper- und katastrophenassoziierte Wörter im Vergleich zu neutralen Wörtern verglichen mit einer gesunden Kontrollgruppe. Da es sich bei dieser um klinische Psychologen bzw. Ärzte handelte, die mit der Behandlung von Panikpatienten vertraut sind, kann eine Stroop-Interferenz aufgrund einer erhöhten Vertrautheit mit präsentierten Gefahrenkonzepten ausgeschlossen werden. In einer Metaanalyse zum Aufmerksamkeitsbias konnte für die Patientengruppe der Panikstörung eine mittlere Effektstärke von d = 0.50 festgestellt werden (Bar-Haim et al., 2007). Dass es sich um einen Vulnerabilitätsfaktor handeln könnte, belegt der Nachweis, dass bei Töchtern von ehemaligen Panikpatientinnen (und somit bei Personen mit erhöhtem Risiko) ebenfalls ein Aufmerksamkeitsbias vorzufinden ist (Mogg et al., 2012).

Unbewusste Angst

Öhman und Soares (1994) präsentierten Angstpatienten und nicht-ängstlichen Gesunden verschiedene angstrelevante und angstirrelevante Bildreize. Diese Reize wurden in Abständen zwischen 20 und 180 Millisekunden (also außerhalb der bewussten Wahrnehmungsmöglichkeit) dargeboten. Zusätzlich wurde bei der Hälfte der insgesamt 168 Durchgänge unmittelbar nach Präsentation dieser Bildreize ein Störreiz (Maske) präsentiert, um damit auch Spuren auf der Netzhaut aufzulösen. Als abhängige Variablen wurden Selbsteinschätzungen bezüglich des Befindens erbeten und die elektrische Spannung auf der Haut als physiologische Angstreaktion abgeleitet.

Zunächst zeigte sich zuverlässig, dass die Teilnehmer wie erwartet nicht in der Lage waren, die Reize zu erkennen bzw. einer Kategorie zuzuordnen. Trotzdem reagierten die Angstpatienten bei den angstrelevanten Reizen mit Angst (subjektiv und physiologisch). Dies zeigte sich sowohl bei maskierter wie bei unmaskierter Darbietung der verschiedenen Bilder. Die Autoren folgerten daraus: Angstrelevante (erworbene) Reize werden ohne Beteiligung kortikaler Strukturen, also unbewusst verarbeitet und direkt in körperliche, emotionale und Verhaltensmerkmale umgesetzt.

2.2.4 Frühe Lernerfahrungen

Unkontrollierbarkeit und Unvorhersehbarkeit. Es wird angenommen, dass die mangelnde Erfahrung von Kontrolle und unzureichende Einflussmöglichkeiten in der Kindheit dazu führen, dass sich eine Verletzlichkeit (Vulnerabilität) für die Entwicklung von Angststörungen, insbesondere von Panikstörungen und Agoraphobie, herausbildet. Das Gefühl von Kontrolle und die Beherrschung wichtiger Lebensbereiche fördert Interesse, Neugier und Explorationsverhalten bezüglich neuer Situationen und verringert angstbesetzte Reaktionen auf fremde oder körperlich aktivierende Stimuli. Kinder erwerben dieses Gefühl von Kontrollierbarkeit, wenn ihre Eltern auf ihre Bedürfnisse, Wünsche und Verhalten in zuverlässiger Weise reagieren. Erleben die Kinder hingegen nicht-kontingente (verzögerte, ausbleibende) Reaktionen auf ihr Verhalten, begünstigt dies ein Gefühl der Nicht-Kontrolle bzw. Unkontrollierbarkeit (Bouton et al., 2001). Andererseits fördert auch ein überbeschützendes Elternverhalten die Ausbildung einer externalen Kontrollüberzeugung beim Kind (Schneewind, 1995), was mit einer Panikstörung in Verbindung steht (Chorpita & Barlow, 1998). Die Kontrollüberzeugung des Kindes vermittelt den Effekt der elterlichen Überprotektion auf die Ausbildung ängstlicher und depressiver Symptome (Chorpita et al., 1998). Aufgrund ethischer Aspekte gibt es nur wenige experimentelle Studien in diesem Bereich. Untersuchungen mit Tieren konnten jedoch zeigen, dass die Erfahrung einer kontrollierbaren Umwelt in den ersten Lebensjahren mit einer verbesserten Anpassungsreaktion auf Angst provozierende Situationen einhergeht (z. B. Mineka et al., 1986).

Mangelnde Kontrollierbarkeit geht häufig einher mit fehlender Berechenbarkeit bzw. Vorhersagbarkeit. Personen, die früh mit unvorhersehbaren Ereignissen konfrontiert wurden, entwickeln eher eine Panikstörung und Agoraphobie. Es fehlt hier zwar an prospektiven Längsschnittstudien, doch konnten Coplan und Kollegen (1996) zeigen, dass Affenkinder, die unter unvorhersehbaren, nicht berechenbaren Bedingungen aufgezogen wurden, einen höheren Stresshormonspiegel aufweisen als solche, die vorhersehbare Bedingungen erfuhren.

Da sowohl Unkontrollierbarkeit als auch Unvorhersehbarkeit mit ängstlichen wie auch depressiven Symptomen in Verbindung gebracht werden konnten, handelt es sich hierbei um zwei gewichtige, doch für Panikstörung und für Agoraphobie unspezifische Vulnerabilitätsfaktoren (Bouton et al., 2001).

Traumatische Erfahrungen in der Kindheit. Es gibt Hinweise, die belegen, dass ein hoher Anteil der erwachsenen Patienten mit Panikstörungen und mit Agoraphobie in ihrer Kindheit traumatische Erfahrungen, wie emotionale Vernachlässigung, Misshandlungen, sexuellen Missbrauch oder lebensbedrohliche Unfälle erlebt haben. Dieser Anteil ist im Vergleich zu gesunden und anderen Angstpatienten deutlich erhöht (Stein et al., 1996). Selbst im Vergleich zu Patienten mit Posttraumatischer Belastungsstörung konnten höhere Raten für sexuelle Belästigung bei beiden Geschlechtern (29,2 % vs. 20,9 %) sowie für körperliche Misshandlung bei weiblichen Panikpatienten (14,4 % vs. 8,2 %) gefunden werden (Leskin & Sheikh, 2002). Es ist davon auszugehen, dass hierbei, wie oben beschrieben, die Erfahrung von Ausgeliefertsein, Unkontrollierbarkeit und Ohnmacht in der Pathogenese eine zentrale Rolle spielt.

Verstärkung von Krankheitsverhalten und Modelllernen. Jede Lernerfahrung, die dazu führt, dass Krankheitsverhalten oder eine negative Bewertung von mit Panik assoziierten somatischen Symptomen verstärkt wird, gilt als ein spezifischer Vulnerabilitätsfaktor für Panikstörung und für Agoraphobie. So konnte in einer retrospektiven Studie von Ehlers (1993) nachgewiesen werden, dass Patienten mit Panikstörung im Vergleich zu gesunden Kontrollen in ihrer Kindheit und Jugend häufiger auf Symptome wie Schwindel, Kurzatmigkeit, Herzrasen oder Übelkeit besondere Aufmerksamkeit ihrer Eltern erfuhren sowie dazu angehalten wurden, sich von anstrengenden oder sozialen Aktivitäten zurückzuziehen. Zwar unterschieden sich die Untersuchungsgruppen nicht grundlegend in den Reaktionen ihrer Eltern, jedoch in der Häufigkeit, mit der sie entsprechende Symptome bis zum 18. Lebensjahr aufwiesen. Somit konnte entsprechendes Verhalten auch häufiger durch genanntes Elternverhalten verstärkt werden. Panikpatienten berichteten häufiger davon, dass ihre Eltern angsttypische physische Symptome aufwiesen, als Patienten mit anderen Angststörungen oder Gesunde. Des Weiteren beobachteten die Panikpatienten häufiger Krankheitsverhalten infolge panikartiger Symptome bei ihren Eltern als die beiden anderen Untersuchungsgruppen. Auch wies diese Untersuchungsgruppe häufiger ein chronisch krankes Familienmitglied im selben Haushalt auf (Ehlers, 1993). Lernen am Modell und Verstärkung von Krankheitsverhalten dürfen hier als Wirkmechanismus angenommen werden.

2.3 Auslösende Faktoren

Unter auslösenden Faktoren werden solche Ereignisse verstanden, die relativ unmittelbar zum Auftreten der Erkrankung führen. Häufig handelt es sich dabei um bestimmte Schwellensituationen. Im Folgenden werden die für Panikstörung und Agoraphobie typischen Auslöser aufgeführt. Dabei sollte immer bedacht werden, dass nicht in jedem Fall derartige Auslöser zu identifizieren sind. Oft akkumulieren mehrere, insignifikante Ereignisse, die häufig gar nicht erkannt bzw. erinnert werden.

2.3.1 Organische Faktoren

Körperliche Erkrankungen. Zu den körperlichen Erkrankungen bzw. medizinischen Krankheitsfaktoren, die direkt oder indirekt über eine als gefährlich wahrgenommene Situation Panikattacken auslösen können, zählen Schilddrüsenüberfunktion, Unterzuckerung, das Phäochromozytom (ein katecholamin-produzierender Tumor), Temporallappenepilepsie, paroxysmale Tachykardie sowie das Menière-Syndrom (Longo et al., 2011; Wolpe & Rowan, 1988).

Konsum von Koffein oder anderen stimulierenden Substanzen. Koffeinkonsum kann angstassoziierte körperliche Symptome auslösen, indem er zu einer gesteigerten Reaktion des sympathischen Nervensystems führt. So hat Koffein beispielswiese eine stimulierende Wirkung auf den Herzmuskel. In hohen Dosen kann dies zu einer Tachykardie führen (Winston et al., 2005). Bei Patienten mit Panikstörung und Agoraphobie konnte eine erhöhte Sensitivität für Koffein festgestellt werden (Boulenger et al., 1984; Charney et al., 1985). Eine Reihe von Studien konnte zudem zeigen, dass die Gabe von Koffein panikinduzierend wirken kann (Klein et al., 1991). So fanden Nardi und Kollegen (2007), dass bei knapp 46 Prozent der Probanden mit Panikstörung und Agoraphobie innerhalb einer Woche nach Koffein-Gabe eine Panikattacke ausgelöst wurde. Neben Koffein konnte auch für andere stimulierende Substanzen wie Amphetamine, Cannabis, Kokain und LSD eine angstgenerierende, vor allem panikauslösende Wirkung (auch zeitlich verzögert nach dem Konsum) festgestellt werden (Hofmann, 1963; Hollister, 1969).

Fallbeispiel

Ein Geschäftsführer (48 Jahre) einer mittelgroßen, in wirtschaftlichen Schwierigkeiten steckenden Firma, der nach einer Phase starker beruflicher Belastung, verbunden mit wenig Schlaf, an seinem freien Wochenende von einer stark beängstigenden Panikattacke überrascht wurde, berichtet: Er habe am Samstagvormittag in aller Ruhe die Wochenendausgabe der Tageszeitung gelesen. Dabei habe er in recht krummer Haltung am Boden gesessen, manchmal gekniet, ja sogar halb gelegen, da die Zeitung so unhandlich groß gewesen sei und er vor allem auch die ihn interessierenden Stellenangebote genau studieren wollte. Er habe sich nach der unerfreulichen zurückliegenden Woche entschieden, eine neue Stelle zu suchen, was in seinem Alter nicht mehr ganz so einfach sei. Er sei schon über Stunden wach gewesen und habe sich, ohne etwas zu essen, davor und während des Lesens mehrere (starke, schwarze) Tassen Kaffee gegönnt. Wie aus dem Nichts habe plötzlich das Herzrasen begonnen, seine Brust wurde eng und der linke Arm, auf dem er sich gerade aufstützte, wurde kribblig und taub. Auch seine Beine hätten sich so angefühlt. Er knickte ein, konnte jedoch seine Frau um Hilfe rufen. Für ihn sei sofort klar gewesen, jetzt bekomme er einen Herzinfarkt und sein letztes Stündlein habe geschlagen. Die Notärztin versicherte ihm, dass an seinem Herzen alles in Ordnung sei und es keinen Grund zur Panik gebe.

Entzug von bestimmten Substanzen. Der Entzug von Alkohol, anderen Drogen, bestimmten Antidepressiva, Barbituraten und Benzodiazepinen kann zu Angstsymptomen führen, die das Ausmaß einer Panikattacke annehmen können (Petursson, 1994; Slaby, 1983; Wolpe & Rowan, 1988). So konnte beispielsweise der Entzug des trizyklischen Antidepressivums Amitriptylin mit Panikattacken in Verbindung gebracht werden (Gawin & Markoff, 1981). Im Zusammenhang mit Alkoholentzug wird angenommen, dass eine Zunahme der sympathischen Nervenaktivität zurückzuführen ist auf eine Dysregulation und Überaktivität des Locus Coeruleus – ein Mechanismus, der auch bei der Entstehung von Panikattacken eine Rolle spielt (George et al., 1990).

2.3.2 Psychosoziale Faktoren

Stressreiche Lebensereignisse bzw. -umstellungen. Bei einem Großteil der Betroffenen lässt sich die erste Panikattacke auf rein psychologische Auslösefaktoren zurückführen. Häufig handelt es sich bei den Betroffenen um Personen mit einer ängstlichen, überempfindlichen Persönlichkeitsstruktur (vgl. prädisponierende Faktoren), die eine Phase erhöhter Belastung durchlaufen haben und im Rahmen der ersten Panikattacke mit einem zusätzlichen Stressor konfrontiert sind, infolge dessen eine Stressreaktion grundsätzlich angemessen ist, wie z. B. mit einem Auto alleine nachts über die Autobahn zu fahren oder ein Essen für die Geschäftskollegen des Ehemanns vorzubereiten (Wolpe & Rowan, 1988). Stressreiche Lebensereignisse, die mit einer Phase erhöhter Belastung einhergehen und im Zusammenhang mit initial auftretenden Panikattacken gefunden werden konnten, sind partnerschaftliche oder familiäre Probleme sowie der Tod oder die Erkrankung eines wichtigen Angehörigen (Chambless & Goldstein, 1981; Finlay-Jones & Eckhardt, 1981). Faravelli und Pallanti (1989) untersuchten Lebensereignisse während einer 12-Monats-Periode vor Auftreten der Panikstörung bei 64 Patienten. Im Vergleich zu einer gesunden Kontrollgruppe fand sich bei der Patientengruppe eine deutlich höhere Anzahl von Lebensereignissen, welche von den Patienten auch noch als schwerwiegender eingeschätzt wurden als von der gesunden Kontrollgruppe. Auch die Anzahl unabhängiger Lebensereignisse, die nicht in der Kontrolle des Betroffenen stehen, wurde von der Patientengruppe als höher angegeben und schwerwiegender eingeschätzt. Die höhere Anzahl an Lebensereignissen in der Patientengruppe ließ sich auf den Monat vor Auftreten einer Panikattacke zurückführen. Verlustereignisse wiesen hierbei den stärksten Zusammenhang zur Panikstörung auf. Kleiner und Marshall (1987) fanden, dass 84 Prozent ihrer untersuchten Patienten mit Agoraphobie und Panikattacken im Jahr vor dem Erstauftreten ihrer Panikattacken ernsthafte Ehe- bzw. Partnerschaftskonflikte erfahren haben. In einer Untersuchung mit 404 agoraphobischen Patienten konnte gefunden werden, dass die am häufigsten mit Panikattacken verknüpften stressreichen Ereignisse Trennung und Verlust (30 %), Beziehungsprobleme (30 %) und neue Verantwortlichkeiten (20 %) darstellen (Doctor, 1980).

> **!** Rapee et al. (1990) konnten nachweisen, dass sich Panikpatienten von nichtängstlichen Kontrollpersonen zwar nicht in der Anzahl stressreicher Lebensereignisse unmittelbar vor Auftreten der Panikattacken unterscheiden, sie diesen jedoch einen deutlich stärkeren negativen Einfluss zuordneten. Dies lässt darauf schließen, dass Panikpatienten nicht unbedingt mehr stressreiche Lebensereignisse aufweisen, jedoch über geringere Bewältigungsstrategien im Umgang mit diesen verfügen.

Interozeptive Konditionierung. Dieser lerntheoretische Ansatz geht davon aus, dass während der initialen Panikattacke ein Konditionierungsprozess stattfindet. Hierbei werden internale Körperempfindungen, die den frühen Beginn einer Panikattacke begleiten, mit intensiver Angst, Schmerz oder Stress verknüpft, die sich im Verlauf einer Panikattacke häufig einstellen (vgl. Abb. 2.3). Somit stellen interozeptive Reize einen konditionierten Stimulus dar, welcher durch klassische Konditionierung in die Lage versetzt wird, als Signal für vollausgeprägte Panikattacken (= konditionierte Reaktion) zu fungieren. Das heißt, dass auch nur mäßige Veränderungen in der

Interozeptive Konditionierung nach dem Prinzip der klassischen Konditionierung

Beispiel 1: Patient mit Panikstörung

UCS Herzrasen, Herzstolpern, Kälteschauer → **UCR** Unruhe, Angst, Panik

↓

CS Beschleunigter Herzschlag → **CR** Vollausgeprägte Panikattacke

Beispiel 2: Patient mit Panikstörung und Agoraphobie

UCS Volle Blase, körperliche Sensationen → **UCR** Blasendruck, Unruhe, Verspannungen

↓

CS Bus, viele Leute, geschlossene Türen → **CR** Blasendruck, Verspannung, Unruhe, Angst

Abbildung 2.3 Interozeptive Konditionierung anhand zweier Beispiele (UCS = unkonditionierter Stimulus, UCR = unkonditionierte Reaktion, CS = konditionierter Stimulus, CR = konditionierte Reaktion)

Herzrate oder in der Atmung durch diesen Konditionierungsvorgang voll ausgeprägte Panikattacken mit stark emotionalen Angstreaktionen auslösen können (Bouton et al., 2001; Goldstein & Chambless, 1978).

Experiment

Ein Experiment, welches dieses Lernprinzip bei Hunden schon früh belegen konnte, stammt von Razran (1961). Die Dehnung des Darms als interozeptiver konditionierter Stimulus wurde kombiniert mit einer Mischung von 10%-Kohlenstoffdioxid (unkonditionierter Reiz), welche direkt über die Luftröhre verabreicht wurde. Schnell löste die Dehnung des Darms dieselben Reaktionen bei den Hunden aus, wie die Verabreichung des Kohlenstoffdioxids, nämlich hyperkapnische respiratorische Veränderungen (konditionierte Reaktion). Die Ergebnisse lassen sich auf den panikspezifischen Kontext beziehen: Werden interozeptive Empfindungen wie beispielsweise Kontraktionen der Eingeweide mit Hyperventilation – zu der es häufig im Rahmen von Panikattacken kommt – gepaart, erscheint es naheliegend, dass diese Kontraktionen in der Folge dafür ausreichend sind, Veränderungen in der Atmung bis hin zur Panik auszulösen (Bouton et al., 2001). Ähnliche Belege für diese Theorie lassen sich auch in der Forschung mit Menschen finden: Stegen et al. (1999) setzten ihre Probanden innerhalb von drei Durchläufen verschiedenen Bedingungen aus. Entweder betrachteten sie angstassoziierte (im Fahrstuhl eingesperrt sein) oder neutrale Bilder (ein Buch lesen) und atmeten dabei mit 5,5%-CO_2 angereicherte oder unangereicherte Zimmerluft ein. Diejenigen Probanden, die den angstassoziierten Bildern ausgesetzt wurden, nicht jedoch die, die neutrale Bilder betrachteten, zeigten signifikante Konditionierungseffekte sowohl in Bezug auf subjektive Angstsymptome als auch in Form eines veränderten Atmungsverhaltens sowie kardialen bzw. thermalen Symptomen, die den durch die CO_2-Inhalation produzierten Symptomen ähnelten. Somit waren die angstassoziierten Bilder nach nur drei Durchgängen in der Lage, interozeptive und subjektive konditionierte Reaktionen auszulösen.

Katastrophisierende Fehlinterpretation körperlicher Empfindungen. Kognitiv orientierte Ansätze gehen davon aus, dass die Bewertung körperlicher Symptome in der Auslösesituation eine entscheidende Rolle dabei spielt, ob sich eine Panikattacke oder im Verlauf eine Panikstörung entwickelt. In Studien, in denen Panik mithilfe bestimmter Substanzen wie Karbondioxid oder absichtlicher Hyperventilation induziert werden sollte, zeigte sich, dass bei den meisten Probanden körperliche Empfindungen ausgelöst wurden, die mit Panikattacken in Verbindung stehen (Clark et al., 1985; Van den Hout & Griez, 1984). Allerdings unterschieden sich die Probanden darin, wie sie affektiv auf die körperlichen Veränderungen reagierten und somit auch darin, ob sie eine voll ausgeprägte Panikattacke entwickelten. Das Ausmaß, in dem Probanden die Prozeduren als angenehm oder unangenehm erlebten, ließ sich auf kognitive Faktoren zurückführen, wie Erwartungen oder Erinnerungen an frühere Erfahrungen mit diesen körperlichen Empfindungen. Damit scheinen die mit Panik assoziierten pharmakologischen und physiologischen Substanzen keinen direkten panik-induzierenden Effekt aufzuweisen, sondern Panik nur auszulösen, wenn die dabei hervorgerufenen Körpersymptome in einer bestimmten Art und Weise interpretiert werden (Clark, 1986). Es wird angenommen, dass Personen, die eine Panikstörung entwickeln, Körperempfindungen als deutlich gefährlicher wahrnehmen, als sie tatsächlich sind, sie damit in katastrophisierender Weise interpretieren. Dies scheint nicht nur ein prädisponierender Faktor zu sein (vgl. Angstsensitivität), sondern auch bei der Auslösesituation eine Rolle zu spielen. Hierbei scheinen katastrophisierende Interpretationen dem Betroffenen nicht zwingenderweise bewusst sein zu müssen, da diese sehr schnell und automatisiert auftreten können. Dieser Umstand erlaubt, dass sich das Kognitive Modell mit Panikattacken, die während des Schlafs beginnen, vereinen lässt. Es wird hierbei angenommen, dass Betroffene im Schlaf ihre internale Umgebung im Sinne eines Monitoring nach signifikanten Reizen abscannen. Werden Veränderungen entdeckt, werden diese noch während des Schlafes missinterpretiert (Clark, 1988). Diese Fehlinterpretationen setzen sich dann im erwachenden Zustand fort und können zu vollausgeprägten Panikattacken führen.

Geringe Fluchtmöglichkeit während der ersten Panikattacke. Es gibt Hinweise, die belegen, dass die Mehrheit der Panikpatienten ihre erste Panikattacke in Situationen erlebt, in denen eine Flucht eingeschränkt oder nur schwer möglich ist, wie beispielsweise während einer Autobahnfahrt oder während eines formellen Treffens (Craske et al., 1990). Dies lässt sich einerseits dadurch erklären, dass sich in solchen Situation ein Gefühl mangelnder Kontrollierbarkeit einstellt. Andererseits erscheint es naheliegend, dass hierbei aufgrund der gegebenen Fluchtschwierigkeiten eine kognitive Bewertung der Situation als bedrohlich eine tragende Rolle bei der Auslösung einer ausgeprägten Panikattacke spielt.

2.4 Aufrechterhaltende Faktoren

Neben einem weiteren Fortbestehen genannter Faktoren, lassen sich weitere aufrechterhaltende Bedingungen der Panikstörung und Agoraphobie benennen. Diese führen aus lerntheoretischer Sicht zwar dazu, dass sich kurzfristig positive Konsequenzen einstellen bzw. negative Konsequenzen wegfallen, bewirken jedoch langfristig, dass sich das Krankheitsverhalten festigt und eine Chronifizierung der Erkrankung wahrscheinlich ist. Im Folgenden seien diese Faktoren näher erläutert.

2.4.1 Vermeidung

Eine natürliche Reaktion infolge eines angstauslösenden Reizes stellt die Fluchtreaktion oder in der Folge Vermeidungsverhalten dar. Bezogen auf die Panikstörung und Agoraphobie bedeutet dies, dass Betroffene häufig dazu neigen, Aktivitäten oder Situationen, die zu einer körperlichen Aktivierung führen, wie z. B. Sport, Treppen steigen, Hitze oder Sexualität, zu vermeiden. Patienten mit einer Agoraphobie vermeiden Orte, an denen Sie eine Panikattacke erleiden könnten, aus denen eine Flucht schwierig wäre oder sie Hilfe im Notfall nicht erreichen könnte. Dieses Vermeidungsverhalten führt in Anlehnung an die zweite Stufe der Mowrer'schen Zweifaktorentheorie (1960) zwar dazu, dass die Angst oder Panik kurzfristig nachlässt, langfristig das Vermeidungsverhalten jedoch gestärkt wird und zunimmt (vgl. Abb. 2.4). Durch die Erfahrung, dass die Angst abnimmt, findet eine implizite Bestätigung des Verhaltens statt (»Dass es mir jetzt wieder besser geht, ist ein Zeichen dafür, dass der Situation zu entfliehen wichtig und richtig war«). Andererseits führt Vermeidungsverhalten dazu, dass katastrophisierende bzw. dysfunktionale Gedanken (»Wäre ich jetzt in der Situation geblieben, hätte ich sicherlich einen Herzinfarkt bekommen«) nicht widerlegt werden können (Salkovskis, 1988).

Agoraphobische Vermeidung konnte im Rahmen einer Langzeituntersuchung mit der Aufrechterhaltung der Panikstörung bei behandelten Patienten, mit der Rückfallquote bei remittierten Patienten sowie mit der Aufrechterhaltung spontaner Panikattacken bei subklinisch Betroffenen in Verbindung gebracht werden (Ehlers, 1995). Gleichzeitig sind signifikante Verbesserungen in der Häufigkeit, Intensität und Dauer von Panikattacken mit einem erfolgreichen Abbau von Vermeidungsverhalten verknüpft (Barlow et al., 1984).

Zweifaktorentheorie nach Mowrer (1960)

Schritt 1: Klassische Konditionierung

UCS Volle Blase, körperliche Sensationen	→	**UCR** Blasendruck, Unruhe, Verspannungen
↓		
CS Bus, viele Leute, geschlossene Türen	→	**CR** Blasendruck, Verspannung Unruhe, Angst

Schritt 2: Operante Konditionierung

S^D Bus, viele Leute, Geschlossene Türen	→	**R** Blasendruck, Angst, Panik, Flucht, Vermeidung	→	**$\not{K}^-$** Nachlassen der Angst, Erleichterung

Abbildung 2.4 Beispiel für die Zweifaktorentheorie nach Mowrer (1960) (UCS = unkonditionierter Stimulus, UCR = unkonditionierte Reaktion, CS = konditionierter Stimulus, CR = konditionierte Reaktion, S^D = angstauslösende Situation, R = Reaktion, $\not{K}^-$ = Wegfallen einer negativen Konsequenz)

2.4.2 Sicherheitsverhalten

Ein weiterer aufrechterhaltender Faktor stellt neben der Flucht oder Vermeidung Sicherheitsverhalten im engeren Sinne dar (an dieser Stelle sei angemerkt, dass Sicherheitsverhalten im weiteren Sinne Vermeidung und Fluchtverhalten umfasst). In diesem Fall suchen Patienten die angstauslösende Situation zwar noch auf und vermeiden sie nicht gänzlich, dies jedoch nur unter Bedingungen, die ihnen ein vermeintliches Sicherheitsgefühl bescheren. Sicherheitsverhalten kann in verschiedenster Form auftreten. Beispielsweise führen Betroffene stets eine Wasserflasche mit sich, verlassen nur noch mit Angehörigen das Haus, halten in ihrer Tasche eine Notfallmedikation bereit, haben in ihren Mobiltelefonen Notfallnummern eingespeichert, die sie mittels Kurzwahltaste bei Bedarf schnell anwählen können oder setzen sich bei ersten Anzeichen von körperlichen Symptomen auf den Boden. Andere greifen zu kognitiven Beruhigern, indem sie sich geistig ablenken, beispielweise an etwas Schönes denken oder Dinge in ihrem Umfeld zählen. Analog zur Vermeidung führt dieses Verhalten zwar kurzfristig zu einer Reduktion der Angst, langfristig jedoch zu einer Festigung des Problemverhaltens, da durch den Spannungsabfall einerseits eine implizite Bestätigung des Sicherheitsverhaltens stattfindet, andererseits dysfunktionale Gedanken nicht widerlegt werden können. Diese Hypothese konnte empirisch untermauert werden. So fanden Salkovskis et al. (1999), dass eine Konfrontation mit einer agoraphobischen Situation, während derer die Patienten instruiert wurden, auf Sicherheitsverhalten zu verzichten, zu einer stärkeren Veränderung dysfunktionaler Überzeugungen und einer größeren Angstreduktion führte als eine Konfrontation, bei der das Sicherheitsverhalten aufrechterhalten wurde. Diese zeigte sich sowohl in Fragebögen als auch während eines Verhaltenstests, bei dem die Patienten erneut mit einer agoraphobischen Situation konfrontiert wurden und hierbei ihren Angstanstieg einschätzen mussten. Hierbei führte der vorherige Verzicht auf Sicherheitsverhalten dazu, dass ein Angstanstieg während des Verhaltenstests ausblieb. In der Gruppe, welche ihr übliches Sicherheitsverhalten während der Konfrontation mit der agoraphobischen Situation zeigen sollte, konnte im anschließenden Verhaltenstest zwei Tage später nach wie vor der typische Angstanstieg beobachtet werden.

2.4.3 Funktionalität

Neben all den Nachteilen, die durch die Panikstörung und Agoraphobie den Betroffenen entstehen, lassen sich teilweise auch »positive Nebenwirkungen« identifizieren, welche zur Aufrechterhaltung der Erkrankung beitragen. Hierzu zählt beispielsweise die besondere Aufmerksamkeit der Angehörigen, welche die Betroffenen durch ihre Erkrankung erfahren. So ist es beispielsweise nicht ungewöhnlich, dass sich die bereits erwachsenen Kinder in übermäßigem Maße um die an Panikstörung und Agoraphobie erkrankte Mutter kümmern, indem sie wieder zuhause einziehen und sich dort um den Haushalt kümmern. Auch die Tatsache, dass sich Betroffene durch ihre Erkrankung bestimmten durch die Gesellschaft gestellten Anforderungen nicht mehr aussetzen müssen, stellt eine weitere Funktionalität der Erkrankung dar. Beispielweise ist ein Patient aufgrund seiner Symptomatik nicht mehr in der Lage, arbeiten zu gehen, wodurch er gegebenenfalls ihm unangenehme Aufgaben vermeiden oder Konflikten mit den Kollegen aus dem Weg gehen kann. Dies führt im Extremfall zu einer Frühberentung und damit zur Gefährdung dieses Status, sobald man die Krankheit überwunden hat. Eine andere Art Funktionalität ist gegeben, wenn durch das Umfeld ein sozialer Druck besteht, in der abhängigen Krankenrolle zu bleiben. Beispielsweise kann es zu zunehmenden Konflikten mit dem Ehemann kommen, wenn eine Patientin durch therapeutische Maßnahmen Vermeidungsverhalten abbaut und hierdurch wieder zunehmend unabhängiger wird. Nicht selten stellen diese Faktoren eine Ursache dar, weshalb trotz wirksamer therapeutischer Maßnahmen eine Besserung der Symptomatik ausbleibt (Sanderson & Bruce, 2007).

II Behandlungsmöglichkeiten

Bevor auf die einzelnen Behandlungselemente im Näheren eingegangen wird, ist es ratsam, einen Einblick in die Empfehlungen der S3-Behandlungsleitlinie für Angststörungen (Bandelow et al., 2015) zu geben. Die Leitlinie spricht für die Behandlung der Panikstörung und Agoraphobie auf Basis mindestens einer Metaanalyse von mindestens drei randomisierten kontrollierten Studien eine A-Empfehlung für Psychotherapie sowie Pharmakotherapie aus. Dies bedeutet, dass beide Therapieformen dem Patienten angeboten werden *sollen* und dabei die Präferenz des Patienten nach ausführlicher Information berücksichtigt werden *soll.* Unter den verschiedenen Psychotherapieformen besteht lediglich für die Kognitive Verhaltenstherapie (KVT) eine A-Empfehlung. Unter KVT werden dabei klassischerweise die folgenden Behandlungselemente zusammengefasst: Psychoedukation, kognitive Techniken zur Identifikation und Modifikation der Interpretation körperlicher Symptome als Hinweise auf Gefahr sowie interozeptive und In-Vivo-Exposition zur Extinktion der durch Körpersymptome und agoraphobe Situationen ausgelösten Angstreaktion. Einige KVT-Manuale umfassen zudem ein Entspannungsverfahren, meist die Progressive Muskelrelaxation nach Jacobson (1938). Bei der Panikstörung mit Agoraphobie soll die KVT die Konfrontation mit angstauslösenden Situationen beinhalten, wobei die Expositionstherapie in Begleitung des Therapeuten stattfinden soll (Expertenkonsens).

Entsprechend dieser evidenzbasierten Empfehlungen werden in der Folge zunächst die einzelnen KVT-Behandlungselemente beschrieben. Des Weiteren wird auf die Berücksichtigung funktionaler Aspekte sowie den Einbezug von Angehörigen eingegangen, bevor schließlich psychopharmakologisches Basiswissen vermittelt werden soll.

Die im Buch dargestellte Reihenfolge ist nicht starr auf den Therapieprozess zu übertragen. Zwar sollten psychoedukative Elemente zu Beginn und Rückfallprophylaxe am Ende der Therapie stattfinden, die weiteren Methoden lassen sich jedoch entsprechend des individuellen Bedarfs variabel einsetzen.

3 Psychoedukation mit Erarbeitung eines Erklärungsmodells und Ableitung von Zielen

Ein wesentlicher Bestandteil kognitiv-verhaltenstherapeutischer Interventionen stellt die Vermittlung der störungsspezifischen Informationen an den Patienten dar. Ziel hierbei ist, dass der Betroffene zum Experten seiner Erkrankung wird und ein für ihn stimmiges individuelles Erklärungsmodell ableiten kann. Eine ausführliche und gründliche Aufklärung bildet die Grundlage für konfrontative Verfahren und erhöht die Bereitschaft des Patienten, sich trotz der damit verbundenen unangenehmen Gefühle den panikassoziierten bzw. agoraphobischen Situationen zu stellen. AB 1 enthält die wesentlichen, in der Folge einzeln beschriebenen Informationen und kann gemeinsam mit dem Patienten Schritt für Schritt durchgearbeitet werden. AB 1

Überblick Psychoedukation und Erklärungsmodell

Der Patient sollte im Rahmen der Psychoedukation über folgende Aspekte aufgeklärt werden:

- Angst als evolutionär sinnvolle Stressreaktion
- Problematische Ausprägungen von Angst
- Panikattacken, Panikstörung und Agoraphobie
- Untergliederung der Angst und Panik in die drei Hauptkomponenten: körperliche, gedankliche und verhaltensbezogene Ebene
- Ablauf der »Fight-or-flight«-Reaktion mit Erläuterung hieraus resultierender körperlicher Reaktionen und deren Rolle im Rahmen von Panikattacken (Fehlalarm)

Zur Ableitung eines individuellen Erklärungsmodells werden folgende Punkte mit dem Patienten erarbeitet:

- Individuelle prädisponierende und auslösende Bedingungen
- Teufelskreismodelle der Panikstörung und Agoraphobie zur Erläuterung der störungsaufrechterhaltenden Faktoren

Verfügt der Patient über ein Verständnis seiner Erkrankung einschließlich der aufrechterhaltenden Bedingungen, lassen sich am Ende der Psychoedukation die Ansatzstellen der kognitiv-verhaltenstherapeutischen Therapie und in diesem Zusammenhang die individuellen Ziele ableiten:

- Auf gedanklicher Ebene: Identifikation der katastrophisierenden Bewertungen körperlicher Empfindungen; Infragestellen dysfunktionaler Gedanken und Überprüfung mittels Realitätstests; Entgegensetzen realistischerer Bewertungen; Distanzierung und Akzeptanz mithilfe von Achtsamkeit und metakognitiven Strategien

- Auf Verhaltensebene: Abbau des Vermeidungs- und Sicherheitsverhaltens mittels interozeptiver und In-Vivo-Exposition; Entspannungsverfahren

3.1 Angst – sinnvoll und / oder problematisch?

Angst als evolutionär sinnvolle Stressreaktion

Da Panikpatienten die Symptome ihrer Angsterkrankung meist als sehr erschreckend und negativ erleben, ist es zunächst sinnvoll, dem Patienten die Funktionalität von Angst im Sinne einer normalen Stressreaktion näherzubringen. Der Patient sollte hierbei erfahren, dass das Gefühl von Angst für die Sicherung unseres Überlebens wesentlich ist, indem es uns vor Gefahren schützt. Flucht und Vermeidung in real gefährlichen Situationen führen dazu, dass wir unbeschadet überleben. Menschen ohne Angst gehen zu hohe Risiken ein, verletzen sich häufig, werden nicht alt, überleben nicht lange.

Angst hilft uns, wichtige Dinge zu erreichen, indem sie bewirkt, dass wir leistungsfähiger sind, z. B. führt Lampenfieber dazu, dass Darsteller auf der Bühne eine gute Leistung vollbringen. Die Mobilisierung des Körpers durch Aufregung und Stress wiederum hilft einem Sportler, einen wichtigen Wettkampf zu gewinnen. Der Patient soll hierbei lernen, dass es nicht das Ziel der Therapie sein soll, ein völlig angstfreier Mensch zu werden, sondern dass Angst – wenn auch auf den ersten Blick nicht direkt ersichtlich – durchaus positive Seiten hat. Dies hilft, die Angstreaktion als solche zu akzeptieren und sich später von katastrophisierenden Bewertungen zu distanzieren.

Problematische Ausprägungen von Angst

Patienten mit einer Angststörung haben eine problematische, häufiger (ständig) auftretende und sehr viel stärkere Ausprägung von Angst, die Leidensdruck bei den Betroffenen bewirkt. Zur Unterscheidung normaler von problematisch ausgeprägten Angstreaktionen soll dem Patienten vermittelt werden, ab wann Angst pathologische Züge annimmt. Dies ist der Fall, wenn Angst in Situationen auftaucht, in denen sie ungewöhnlich bzw. unbegründet ist, d. h. in denen die meisten anderen Menschen keine derartige Stressreaktion erleben.

Typische Situationen für unbegründete Ängste

mit einem Lift in den 12. Stock fahren, im vollbesetzten Zug über 200 km von A nach B fahren, in einem Straßentunnel im Stau stehen, von einer hohen Brücke nach unten schauen, am Samstag im Supermarkt den Großeinkauf aufs Kassenband legen und zwischen anderen Kunden eingeklemmt warten müssen, in der Spätvorstellung im voll besetzten Kino einen Film anschauen usw.

Typische Situationen mit begründeter (realer) Angst
bei Schneetreiben in hohem Tempo über die Autobahn rasen, bei Lawinenwarnung die Skitour trotzdem unternehmen, auf einer Dschungeltour einer Schlange begegnen, von einem großen Hund angebellt werden, sich bei einem Gewitter draußen aufhalten, alleine spät abends durch ein unbelebtes Viertel gehen usw.

Des Weiteren gilt Angst als pathologisch, wenn sie über einen bestimmten Punkt hinaus anhält oder in ihrem Ausmaß so stark ist, dass sie uns darin behindert, Dinge zu meistern. Zudem, wenn Angst dazu führt, dass Situationen aufgrund der Anspannung, die sie verursacht, vermieden werden.

Die meisten Panik- und Agoraphobie-Patienten werden sich in diesen Punkten wiedererkennen und verstanden fühlen, was neben dem intendierten psychoedukativen Aspekt auch dem Aufbau einer tragfähigen therapeutischen Beziehung zugutekommt.

Krankhafte Angst ist gekennzeichnet durch

- zu starke emotionale und körperliche Reaktionen,
- mentale, perzeptive Einschränkungen,
- zu häufig auftretende Beschwerden,
- in harmlosen Situationen auftretend,
- ständige (häufige) Erwartungsanspannung,
- Flucht bzw. Vermeidung ohne berechtigten Grund,
- Behinderung im Alltag, im sozialen Funktionieren.

3.2 Erläuterung von Panikattacken, Panikstörung und Agoraphobie

Zur weiteren Spezifizierung des problematischen Angsterlebens werden die Patienten über das Wesen von Panikattacken, Panikstörung und Agoraphobie aufgeklärt. An dieser Stelle wird den Patienten, die oftmals mit einem noch stark medizinisch-somatisch geprägten Erklärungsmodell in psychotherapeutische Behandlung kommen, näher gebracht, dass die von ihnen erlebten körperlichen Symptome Teil der Symptomatik genannter Störungsbilder sind. Gemeinsam kann überprüft werden, inwiefern die einzelnen Beschreibungen zu Panikattacken, Panikstörung und Agoraphobie auf den Patienten zutreffen.

Die drei Hauptkomponenten von Angst und Panik

In Anlehnung an ein kognitiv-lerntheoretisches Erklärungsmodell sollen mit dem Patienten die drei Hauptkomponenten der Angst und Panik abgeleitet und auf den Patienten bezogen werden. **Körperliche Symptome** treten als Begleiterscheinung der Angst auf und können als sehr unangenehm erlebt werden, beispielsweise ein schneller Herzschlag, starkes Schwitzen, Hitzewallungen, weiche Knie, Schwindel oder Übelkeit.

Es bietet sich an, an dieser Stelle die individuellen angstassoziierten körperlichen Symptome des Patienten zu erarbeiten. Als weitere Ebene wird die der angsteinflößenden **Gedanken und Befürchtungen** aufgeführt. Dem Patienten wird verdeutlicht, dass die Art und Weise, wie Menschen unter Angst denken, meist zu einer Verschlimmerung der Situation führt. Als Beispiel dient, dass, wenn wir unser Herz schneller schlagen spüren, wir dies als ein Zeichen eines beginnenden Herzinfarktes deuten könnten. Dieser Gedanke wiederum führt dazu, dass unsere Angst zunimmt. An dieser Stelle sollen die individuellen angstspezifischen Gedanken und Befürchtungen des Patienten identifiziert werden. Schließlich wird als dritte Ebene das **Verhalten** beschrieben. Hierbei soll auf die Flucht- oder Vermeidungstendenz von Menschen unter Angst eingegangen werden. Zum Beispiel fliehen wir aus einer großen Menschenmenge, wenn wir Angst haben, dass uns dort etwas zustoßen könnte. Mit dem Patienten soll erarbeitet werden, wie sein Verhalten unter Angst und Panik beeinflusst wird. Neben Flucht- und Vermeidungsverhalten soll hierbei auch das individuelle Sicherheitsverhalten des Patienten identifiziert werden.

AB 2

Selbstbeobachtung. An dieser Stelle ist es meist – sofern nicht bereits während der Diagnostikphase geschehen (vgl. Abschn. 1.3 *Verhaltensnahe Maße*) – sinnvoll, den Patienten in die tägliche Selbstbeobachtung einzuführen. Hierbei soll er anhand eines Angsttagebuchs (AB 2) zunächst jede im Verlauf auftretende Panikattacke mit all ihren oben beschriebenen Komponenten und den Situationen, unter denen Paniksymptome aufgetreten sind, beschreiben. Jede Panikattacke sollte sobald wie möglich nach deren Abklingen dokumentiert werden. Für jede Panikattacke ist ein neuer Protokollbogen zu verwenden. In den Therapiesitzungen erfolgt die Auswertung mit dem Ziel, Informationen bezüglich Frequenz, panikauslösenden Situationen und des daraus resultierenden Verhaltens (Konsequenzen) zu erhalten. Diese Selbstbeobachtung bietet neben dem besseren Verständnis der während einer Panikattacke ablaufenden Prozesse auch erste Ansatzpunkte für spätere Expositionsübungen.

Die »Fight-or-flight«-Reaktion

Um dem Patienten den Ablauf einer Angstreaktion näher zu bringen und hierbei die dabei auftretenden körperlichen Symptome zu entkatastrophisieren, wird anhand eines Beispiels die »Fight-or-flight«-Reaktion erläutert und hierbei auf den Nutzen dieser Abläufe eingegangen (s. Kasten). Dem Patienten wird erklärt, dass Angstreaktionen dazu dienen, unseren Körper auf eine Flucht oder einen Kampf vorzubereiten, indem er sich mobilisiert und alle mögliche Energie hierfür zur Verfügung stellt. Die einzelnen Prozesse im Körper werden dem Patienten anhand AB 1 beschrieben. Hierbei wird dem Patienten deutlich gemacht, dass die von ihm wahrgenommenen angsteinflößenden Körperreaktionen Teil einer vermeintlichen Überlebenshilfe des eigenen Körpersystems sind. So wird der Hintergrund angespannter Muskeln, vermehrten Schwitzens, schnelleren Atmens, Seh- oder Hörstörungen, Harn- und Stuhldrangs sowie von Übelkeit verdeutlicht und ein Bezug zu den damit einhergehenden, vom Patienten gefürchteten Körpersymptomen wie z.B. Benommenheit, Engegefühl in der Brust, Kribbelgefühl oder Verdauungsstörungen hergestellt. Der Patient erfährt, dass die von ihm während einer Panikattacke wahrgenommenen Symptome Teil eines Fehlalarms sind, welcher zwar unangenehm ist, jedoch kein Zeichen tatsächlicher Gefahr darstellt.

Beispiel

»Fight-or-flight«-Reaktion

Stellen Sie sich vor, Sie sitzen in einem Park in der Sonne und bemerken plötzlich, wie ein großer Kampfhund zähnefletschend auf Sie zurennt. Was tun Sie?

Es ist sehr naheliegend, dass Sie, ohne groß darüber nachzudenken, aufspringen, schnell wegrennen und beispielsweise in das nächste Gebäude fliehen. Dies bezeichnet man als die sogenannte »Fight-or-flight«-Reaktion. Diese Angstreaktion ist äußerst wertvoll, da sie uns bei Gefahr ermöglicht, dass sich unser Körper für eine Flucht oder einen Kampf vorbereitet, indem er sich mobilisiert und alle mögliche Energie hierfür zur Verfügung stellt.

Dies funktioniert, indem unser Gehirn über unser Nervensystem eine Nachricht an unsere Nebennieren sendet und diese das Hormon Adrenalin in unser Blut absondern. Dies wiederum verleiht unserem Körper Kraft und Geschwindigkeit.

In der Folge werden die verschiedenen Körperbereiche in unterschiedlichster Weise auf eine Flucht oder einen Kampf vorbereitet:

(1) Unsere Muskeln spannen sich an, in Bereitschaft sich schnell zu bewegen oder wenn nötig auch zu kämpfen. Dies äußert sich z. B. durch Zittern oder Verspannungen bis hin zu Muskelschmerzen oder einem Kribbelgefühl.

(2) Da unsere Muskeln angespannt sind, arbeiten sie härter und erhitzen sich. Um eine Überhitzung des Körpers zu vermeiden, reagiert der Körper mit seinem Kühlsystem, d. h. er beginnt zu schwitzen. Es kann zu Hitzewallungen oder kaltem Schweiß kommen, die Haut wird klebrig.

(3) Wir beginnen schneller zu atmen, was das Sauerstoffniveau in unserem Blut erhöht. Dies wiederum wird von unseren Muskeln benötigt. Dies führt häufig zu einer Hyperventilation, die Atemschwierigkeiten wie Erstickungsgefühle zur Folge haben kann.

(4) Unser Herz beginnt schneller zu schlagen, so dass unser Blut in alle Körperteile gepumpt wird und die Muskeln mit allen notwendigen Stoffen versorgt werden können. Dies äußert sich durch Herzrasen.

(5) Die Sinne schärfen sich, unser Gesichtsfeld kann sich hierdurch vergrößern, was manchmal zu einer verschwommenen Sicht führt. Unser Gehörsinn kann genauer werden, was zu gedämpftem Hören oder Ohrenklingeln führen kann.

(6) Manchmal verspüren wir einen starken Drang auf Toilette zu gehen oder nehmen einen trockenen Mund wahr. Unser Körper versucht, jeglichen Ballast und unnötige Flüssigkeiten loszuwerden. Je leichter er ist, desto einfacher gelingt die Flucht.

(7) Manche Organe werden nicht dazu benötigt, den Körper zu schützen, so dass Blut aus diesen Körperteilen verstärkt zu anderen wichtigeren Körperteilen

gepumpt wird. Beispielsweise wird der Magen während einer Flucht oder einem Kampf nicht benötigt, sodass Blut aus der Magenregion gepumpt wird. Dies kann zu Übelkeit führen, aber auch zu Verdauungsstörungen wie z. B. Durchfall oder Verstopfung.

3.3 Ableitung eines individuellen Erklärungsmodells

Zum Verständnis der eigenen Erkrankung ist es wesentlich, die individuellen prädisponierenden und auslösenden Faktoren zu bestimmen, die vermutlich dazu beigetragen haben, dass der Betroffene eine Panikstörung und / oder Agoraphobie entwickelt hat. Hierzu sollen dem Patienten in Anlehnung an Kapitel 2 die unterschiedlichen Erklärungsfaktoren veranschaulicht werden und ein multifaktorielles Erklärungsmodell für den Patienten abgeleitet werden. Es bietet sich an, die Abbildung als Schaubild auf INFO 1 heranzuziehen und bei den einzelnen Faktoren Bezug zum Patienten zu nehmen. Für den Patienten zutreffende Faktoren können entsprechend markiert werden.

INFO 1

Für die anschließende Ableitung der Ansatzstellen der Therapie ist die Erarbeitung der aufrechterhaltenden Bedingungen von noch größerer Bedeutung. Ziel hierbei ist, dem Patienten anhand eines Teufelskreismodells (in Anlehnung an Salkovskis, 1988; Schneider & Margraf, 1998) einerseits verständlich zu machen, dass durch eine katastrophisierende Bewertung körperlicher Empfindungen Angst entsteht, welche wiederum zu einer Zunahme körperlicher Symptome und schließlich zu Panik führt (INFO 2). Andererseits sollte deutlich gemacht werden, dass Vermeidungs- und Sicherheitsverhalten infolge der Angst zwar aufgrund der kurzfristig beruhigenden Wirkung nachvollziehbar ist, langfristig hierdurch aber die Panikstörung und / oder Agoraphobie aufrechterhalten wird (INFO 3).

INFO 2

INFO 3

Es erweist sich als sinnvoll, beide Teufelskreismodelle anhand individueller Beispiele (vgl. Abb. 3.1 und 3.2) des Patienten Schritt für Schritt in Anlehnung an INFO 2 und INFO 3 zu erarbeiten.

3.4 Ansatzpunkte der kognitiv-verhaltenstherapeutischen Therapie

Nachdem der Patient über ein Verständnis seiner Erkrankung einschließlich der aufrechterhaltenden Bedingungen verfügt, lassen sich am Ende der Psychoedukation die Ansatzpunkte der kognitiv-verhaltenstherapeutischen Therapie ableiten (vgl. AB 3). Der Patient sollte zu diesem Zeitpunkt eine Vorstellung darüber haben, dass sein bisheriges Vermeidungs- und Sicherheitsverhalten sowie die Art und Weise, wie er körperliche Empfindungen bewertet, maßgeblich dafür verantwortlich sind, weshalb sich das Problemverhalten in dieser Weise bei ihm gefestigt hat.

AB 3

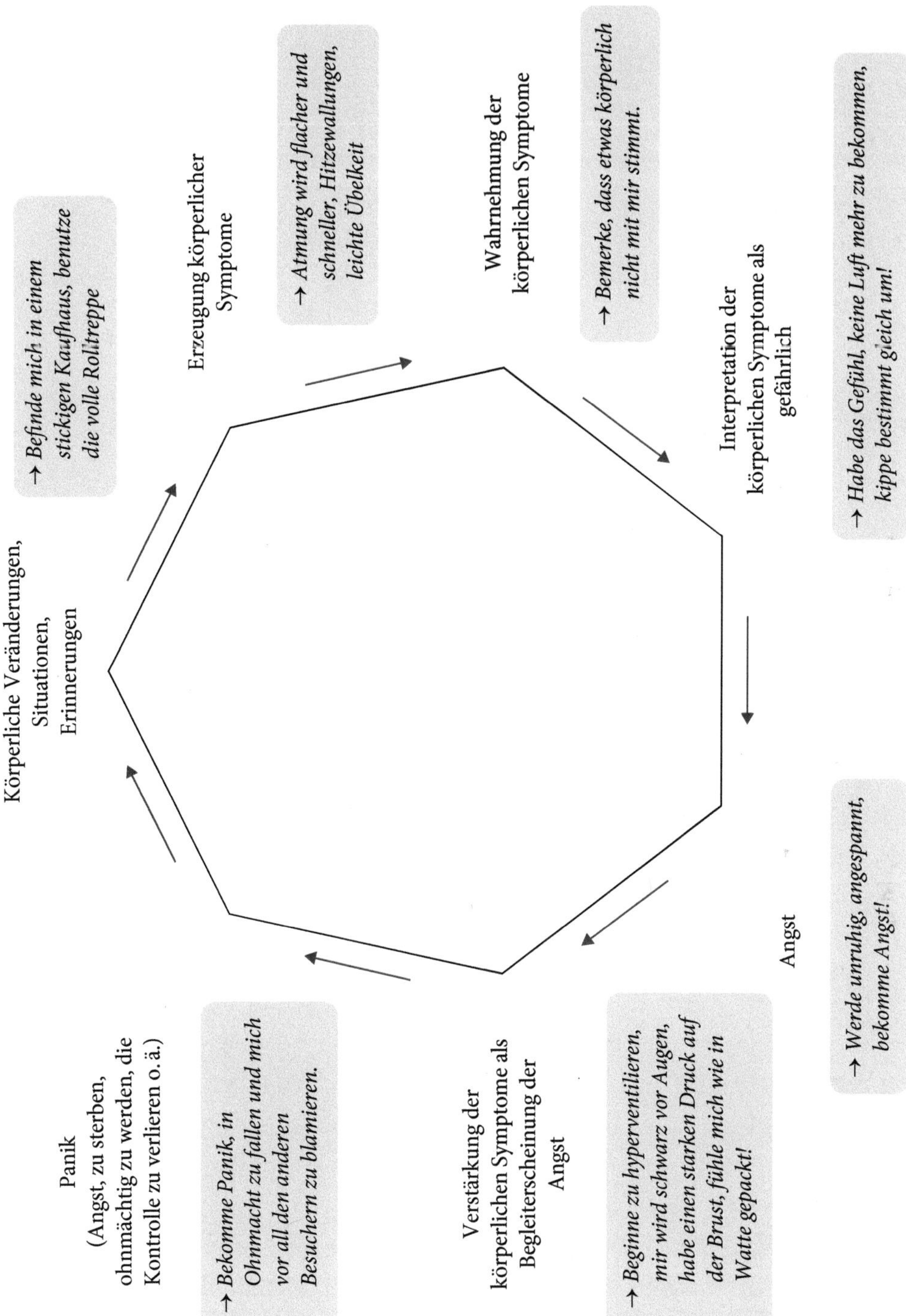

Abbildung 3.1 Teufelskreismodell zur Veranschaulichung des panikspezifischen Aufschaukelungsprozesses mit individuellem Beispiel

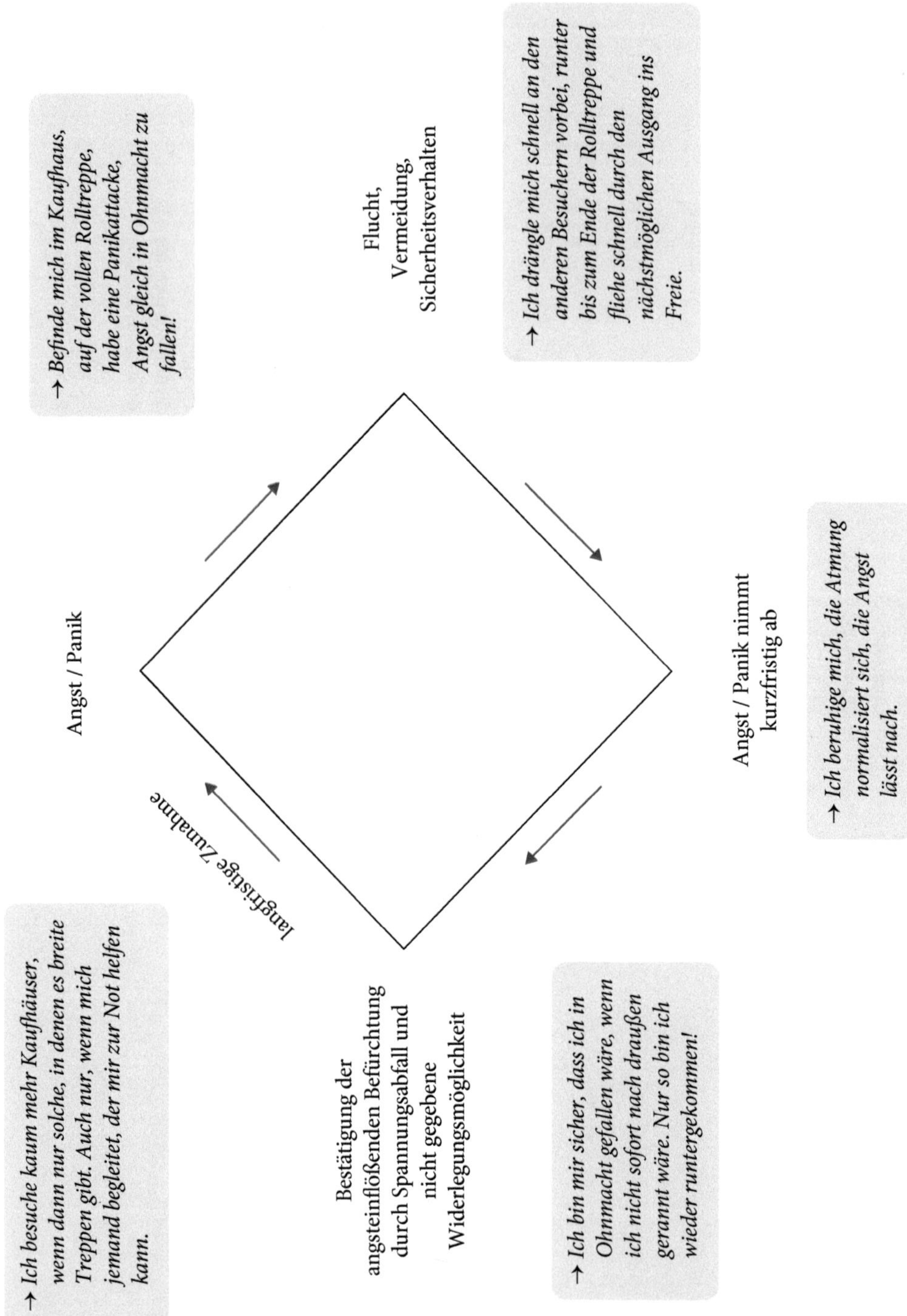

Abbildung 3.2 Teufelskreismodell zur Veranschaulichung der angstaufrechterhaltenden Wirkung von Flucht, Vermeidung und Sicherheitsverhalten mit individuellem Beispiel

Es wird dem Patienten vermittelt, dass eine Beeinflussung seines emotionalen Zustandes sowie damit einhergehender körperlicher Reaktionen nicht bzw. nur begrenzt willentlich möglich ist, sondern indirekt über die Veränderung seines Verhaltens und seiner kognitiven Prozesse wie Bewertungen, Überzeugungen und Grundannahmen geschieht. Hierzu bietet es sich zunächst noch einmal an, die verschiedenen Ebenen des Erlebens und Verhaltens und deren wechselseitige Beeinflussung in Erinnerung zu rufen und anhand eines Patientenbeispiels für eine problembehaftete Situation zu illustrieren (vgl. Abb. 3.3 und AB 3).

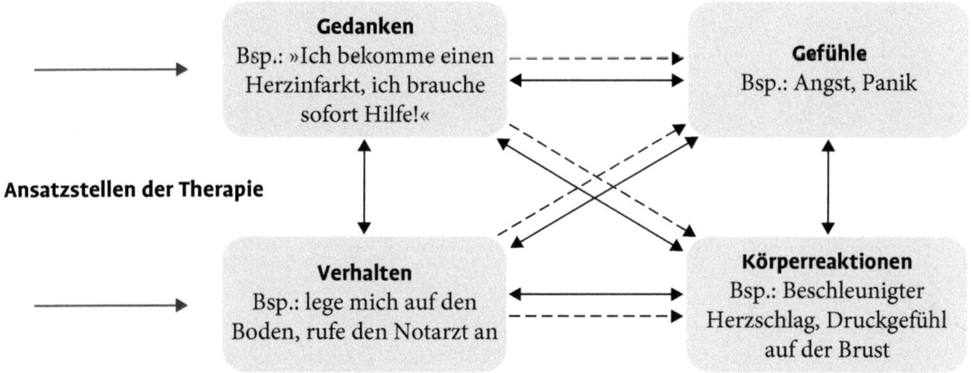

Abbildung 3.3 Wechselseitiger Zusammenhang zwischen Gedanken, Gefühlen, Verhalten und Körperreaktionen sowie Ansatzstellen kognitiv-verhaltenstherapeutischer Therapie. Durchgezogene Pfeile veranschaulichen den wechselseitigen Zusammenhang zwischen den einzelnen Ebenen. Gestrichelte Pfeile symbolisieren die indirekte Beeinflussung von Gefühlen und Körperreaktionen durch die durch die Therapie intendierte Veränderung von Verhalten und Bewertungsprozessen

Zur Veranschaulichung, inwiefern die gedankliche sowie die Verhaltensebene im Rahmen der Therapie bearbeitet werden können, werden dem Patienten die einzelnen Methoden und Techniken (Identifikation und Modifikation dysfunktionaler Bewertungsprozesse sowie Achtsamkeit und metakognitive Strategien auf gedanklicher Ebene; interozeptive und In-Vivo-Exposition sowie Entspannungsverfahren auf Verhaltensebene) entsprechend der Symptomatik des Patienten an dieser Stelle bereits kurz vorgestellt.

Zielformulierung

In einem nächsten Schritt werden die Ansatzstellen der Therapie im Rahmen der Zielvereinbarung noch weiter konkretisiert. Mit dem Patienten werden entsprechend AB 4 seine individuellen Ziele auf Verhaltens- und gedanklicher Ebene erarbeitet. Hierbei empfiehlt es sich, entsprechend des S.M.A.R.T-Ansatzes nach Kanfer et al. (2006) vorzugehen: Die formulierten Ziele sollten dahingehend überprüft werden, ob sie spezifisch, messbar, attraktiv, realistisch und zeitlich terminiert sind. Woran würde der Patient merken, dass es ihm besser geht? Die zu diesem Zeitpunkt formulierten Ziele sollten im Verlauf der Therapie immer wieder hinsichtlich deren Erreichung und deren Gültigkeit überprüft und entsprechend angepasst werden. AB 4

Therapieziele sind **S.M.A.R.T.** zu formulieren:

Spezifisch:	konkret, spezifisch, in Unterziele gegliedert
Messbar:	zählbar, beobachtbar, dokumentierbar, Fortschritte bzw. Erfolge erkennbar
Attraktiv:	positiv, erwünscht, unbedingt gewollt, anziehend
Realistisch:	machbar angesichts des Ausgangsniveaus und möglicher Grenzen
Terminiert:	zeitlich klar begrenzt, Deadline benennen

4 Kognitive Techniken

Den kognitiven Verfahren kommt im Rahmen der Behandlung von Patienten mit Panikstörung und Agoraphobie eine wesentliche Bedeutung zu. Wie bereits in den vorangehenden Kapiteln deutlich wurde, wird den katastrophisierenden Fehlbewertungen körperlicher Empfindungen bei der Aufrechterhaltung der Störung eine tragende Rolle zugeordnet, weshalb eine gezielte Bearbeitung dieser Inhalte zur Reduktion der Symptomatik unerlässlich ist. Häufig stellen kognitive Interventionen auch eine erste Grundlage für die Durchführung von Expositionsübungen dar, mit dem Ziel, Patienten Strategien zu vermitteln, um mit den nicht selten als sehr aufdrängend erlebten Katastrophisierungen angemessener umzugehen. Die Erfahrung zeigt, dass bei fehlender kognitiver Vorbereitung nicht selten Expositionen vom Patienten als traumatisierend erlebt werden, was zu einer weiteren Zunahme des Vermeidungsverhaltens und somit zu einer Verschlechterung der Symptomatik führen kann. Bei einzelnen Patienten scheint hierbei die Erarbeitung der beiden Teufelskreismodelle (vgl. Abb. 3.1 und 3.2, INFO 2 und 3) im Rahmen der Psychoedukation als ausreichend. Andere profitieren hingegen deutlich davon, bereits vor den ersten Expositionen Strategien zur Identifikation dysfunktionaler Gedanken sowie zum achtsamkeitsbasierten Umgang mit diesen an die Hand zu bekommen. Dies setzt nicht voraus, dass Expositionen erst durchgeführt werden können, sobald das kognitive Modul erarbeitet, durchgearbeitet und abgeschlossen wurde.

Zusammenhang Körperreaktionen, Gedanken, Gefühle und Verhalten

Durch die Psychoedukation sollte der Patient bereits erfahren haben, dass sich Angst bzw. Panik in die Hauptkomponenten Körperreaktionen, Gedanken und Verhalten unterteilen lässt und dass sich die einzelnen Ebenen des Erlebens und Verhaltens einer Situation wechselseitig beeinflussen. Dies soll noch einmal deutlich gemacht werden, indem anhand des Beispiels von INFO 4 illustriert wird, dass dieselbe Situation durch unterschiedliche Bewertungen unterschiedliche Auswirkungen auf das Befinden und das Verhalten einer Person haben kann. Der Patient bekommt hierbei vermittelt, dass solche Bewertungsprozesse meist automatisiert und unbewusst ablaufen, weshalb fälschlicherweise der Eindruck entstehen kann, dass bestimmte Situationen unausweichlich zu bestimmten emotionalen Reaktionen führen. Tatsächlich haben wir jedoch Kontrolle darüber, wie wir uns verhalten oder fühlen, indem wir die Art und Weise unserer Bewertungen beeinflussen können.

INFO 4

4.1 Identifizieren automatischer Gedanken

Um Einfluss auf unsere Gedanken und Bewertungen ausüben zu können, ist es zunächst wichtig, ein Bewusstsein für diese sehr automatisiert ablaufenden Prozesse zu entwickeln. Konkret soll der Patient lernen, die im Zusammenhang mit Angst und Panik auftretenden Gedanken zu identifizieren. Hierbei bietet sich das bereits seit der Diagnostikphase bzw. Psychoedukation geführte Angsttagebuch an, welches sein Augenmerk unter anderem auf die bei Panikattacken ablaufenden kognitiven Prozesse lenkt. Weist der Patient Schwierigkeiten auf, anzugeben, was ihm während der Panikattacke durch den Kopf geht – beispielsweise weil er zu intensive Angst verspürt – kann man ihn bei der Identifikation seiner Gedanken unterstützen, indem man ihn fragt, was er kurz vor, während oder nach einer Panikattacke befürchtet.

- Was fürchtet er, könnte passieren?
- Wie könnte er sich während einer Panikattacke verhalten?
- Wie schätzt er seine eigenen Bewältigungsmöglichkeiten ein?

AB 5

Eine weitere Hilfestellung bietet AB 5 an. Auf diesem werden eine Reihe klassischer panikspezifischer Kognitionen aufgeführt. Der Patient kann hierbei die auf ihn zutreffenden Gedanken ankreuzen bzw. entsprechend abwandeln.

Wurden die automatischen Gedanken für eine Reihe von panikassoziierten Situationen identifiziert, kann der Therapeut erneut deren Wirkung mithilfe eines kleinen Experiments illustrieren. Er bittet den Patienten, die Gedanken nacheinander laut vorzulesen und erkundigt sich anschließend nach seinem Befinden. In aller Regel wird hierbei die beklemmende, beängstigende Wirkung der paniktypischen Gedanken deutlich, wenngleich sich der Patient in der geschützten Therapiesituation befindet.

Typische Denkfehler bei Panikstörung und Agoraphobie. In einem nächsten Schritt lassen sich die identifizierten automatischen Gedanken des Patienten gemeinsam auswerten. Dabei fallen in der Regel die folgenden Denkfehler auf, die bei Patienten mit Panikstörung und Agoraphobie typischerweise auftreten, und dem Patienten mittels INFO 5 erläutert werden sollten:

INFO 5

- Fehlinterpretation normaler und angstassoziierter Körperempfindungen als gefährlich
- Katastrophisierung der Konsequenzen einer Panikattacke
- Überschätzung der Wahrscheinlichkeit einer erneuten Panikattacke
- Unterschätzung der Wahrscheinlichkeit eigener Bewältigungsmöglichkeiten

Typische Denkfehler bei Panikstörung und Agoraphobie

Ich mache mich zum Gespött der Leute.
Alle halten mich für einen Säufer.
Ich bekomme einen Herzinfarkt.
Ich habe einen Hirntumor.
Ich bekomme einen Schlaganfall.
Ich ersticke.
Ich verliere die Kontrolle.
Die Angst bringt mich um.
Ich werde verrückt.
Ich halte das nicht aus.

Meine Adern platzen und ich verblute innerlich.
Jetzt mache ich mir gleich in die Hose.
Ich werde nie wieder gesund.

4.2 Infragestellen automatischer Gedanken

Das größte Problem besteht darin, dass Betroffene ihre Gedanken für bare Münze nehmen und somit nicht hinterfragen. Der oft gar nicht so bewusste Gedanke wird als Tatsache gewertet und Alternativerklärungen außer Acht gelassen, was vor allem bei oben beschriebenen typischen Denkfehlern sehr nachteilige Effekte auf das Befinden und Verhalten des Patienten haben kann. Somit besteht das nächste Ziel im Rahmen der kognitiven Intervention darin, die Inhalte kritisch zu prüfen und zu hinterfragen. Dies kann durch die folgenden Fragen angeleitet werden, deren Antworten mittels AB 6 erfasst werden:

AB 6

- Was spricht für diesen Gedanken, was dagegen?
- Wie wahrscheinlich ist, dass die befürchtete Konsequenz tatsächlich eintritt?
- Welche Alternativerklärungen gibt es?
- Wie würden die meisten anderen Menschen in dieser Situation reagieren?
- Ist der automatische Gedanke hilfreich?
- Wie werden Sie voraussichtlich in einigen Monaten über diese Situation nachdenken?

Häufig führen die oben beschriebenen Überlegungen bereits zu einer ersten Abschwächung der Gültigkeit des automatischen Gedankens. Dies sollte ebenfalls mittels AB 11 erfragt werden. Überhöhte Erwartungen an die Reduktion der Gültigkeit sollten an dieser Stelle jedoch vermieden werden. Erst durch die Realitätstestung im Rahmen konfrontativer Übungen ist durch die neue praktische Lernerfahrung mit einer weiteren Aufweichung bestehender dysfunktionaler Kognitionen zu rechnen.

Um die Fehlbewertung körperlicher Empfindungen noch einmal gezielt in Frage zu stellen, bietet sich die folgende Übung an: Der Patient wird gebeten, all seine während einer Panikattacke empfundenen Körperempfindungen in AB 7 einzutragen. In die zweite Spalte soll zunächst der automatische Gedanke notiert werden – dieser umfasst meist eine katastrophisierende Bewertung der Körperempfindung. Die dritte Spalte soll den Patienten dazu anregen, möglichst viele Alternativerklärungen für die erlebte Körperempfindung zu generieren. Hierbei soll dem Patienten deutlich werden, dass es nicht *die eine* Erklärung für seine Missempfindung gibt, sondern meist eine Reihe von Alternativen, die ebenso gut als Erklärung herangezogen werden können.

AB 7

4.3 Entgegensetzen realistischer, hilfreicher Gedanken

Bereits beim Infragestellen der automatischen Gedanken werden die ersten realistischen Alternativgedanken generiert. Dies soll an dieser Stelle noch expliziter verfolgt werden, indem auf Spalte 5 von AB 6 zurückgegriffen wird. Die Aufgabe des Patienten besteht hierbei darin, nach Prüfung seines automatischen Gedankens einen expliziten Alternativgedanken zu formulieren, der einerseits die Ergebnisse seiner Prüfung berücksichtigt, andererseits als unterstützend wahrgenommen wird.

An diesem Punkt kann es hilfreich sein, den Patienten zu fragen, was ein guter Freund an dieser Stelle nun denken würde. Welcher Gedanke würde ihm jetzt Mut machen?

AB 8

Eine Hilfestellung zur Generierung günstiger Alternativgedanken bietet AB 8. Diese sollten sinnvollerweise entsprechend der individuellen Situation des Patienten angepasst werden, damit es dem Patienten erleichtert wird, sich mit diesem neuen Gedanken »anzufreunden«.

4.4 Überprüfen der Gedanken mittels Realitätstest

Um dysfunktionale Gedanken zu entkräften, ist es neben dem theoretischen Infragestellen der Inhalte wichtig, deren Gültigkeit mittels Realitätstest zu überprüfen. Dies bedeutet, dass sich die Patienten aktiv in eine Situation begeben, in der sie den Inhalt ihrer Überzeugung entsprechend eines »Experiments« austesten können.

Bestünde die dysfunktionale Überzeugung beispielsweise darin, dass der Patient fürchtet, einen Herzinfarkt zu erleiden, sobald er Herzklopfen wahrnimmt und sich dann noch körperlich anstrengt, könnte ein entsprechender Realitätstest so gestaltet sein, dass der Betroffene gezielt körperliche Anstrengungen tätigt, die zu einer weiteren Zunahme des Herzschlags führen (z. B. Getränkekisten tragen, Treppen steigen, einen Sprint hinlegen), sobald er Anzeichen von Herzklopfen wahrnimmt. Es bietet sich hierbei an, graduiert vorzugehen, also in diesem Beispiel die körperlichen Anstrengungen entsprechend ihrer Intensität zu hierarchisieren und die Hierarchie Schritt für Schritt abzuarbeiten.

Wichtig ist, dass während des Realitätstests auf jegliches Sicherheitsverhalten (z. B. Wasser trinken) oder -objekte (z. B. anwesende andere Person) verzichtet wird, da sonst das Ergebnis des Experiments auf eben diese zurückgeführt werden könnte (»Der einzige Grund, weshalb ich trotz Herzklopfen und Treppensteigen keinen Herzinfarkt bekommen habe ist, dass ich mich mit Wassertrinken erfrischt und reguliert habe.«)

AB 9

Anhand von AB 9 lassen sich Realitätstests entsprechend planen und deren Ergebnis protokollieren.

Der Übergang zu den im nächsten Unterkapitel beschriebenen Expositionen ist hierbei fließend – so stellen Expositionsübungen ein probates Mittel zur Überprüfung dysfunktionaler Gedanken dar und bewirken unter anderem eine Angstabnahme durch kognitive Umstrukturierung mittels Realitätstestung.

4.5 Akzeptanz und Distanzierung mittels Achtsamkeit

Das Konzept der Achtsamkeit findet in der Psychotherapie über die letzten Jahre eine zunehmende Anwendung und erweist sich auch in der Behandlung der Panikstörung und Agoraphobie als ein sinnvoller Baustein. Unter Achtsamkeit versteht man eine besondere Art der Aufmerksamkeitslenkung, die sich auf die Erfahrungen des gegenwärtigen Augenblicks bezieht. Dies geschieht absichtsvoll und, so weit möglich, ohne die Gegenwartserfahrung vorschnell zu bewerten und zu kategorisieren. Dabei ist die Grundhaltung, die hierbei allen gemachten Erfahrungen entgegen gebracht wird, durch ein »liebevolles Annehmen« gekennzeichnet (Heidenreich & Michalak, 2006; Kabat-Zinn, 1990).

Im Zusammenhang mit Panikstörung und Agoraphobie erweist sich diese Grundhaltung deshalb als sinnvoll, weil es hier ebenfalls darum geht, unangenehme Körperempfindungen und Gefühle als solche anzunehmen und diese möglichst wertfrei wahrzunehmen. Anstatt beispielsweise einem Gefühl von Schwindel möglichst schnell zu entfliehen, indem man die entsprechende Situation verändert, sich hinlegt oder schont, aus Angst, man könne andernfalls in Ohnmacht fallen, bestünde eine achtsame Grundhaltung darin, das Gefühl von Schwindel als solches anzunehmen und es wertfrei wahrzunehmen, ohne dabei in katastrophisierende Gedankenketten abzugleiten. Stattdessen besteht das Ziel darin, sich mithilfe aller verfügbaren Sinneserfahrungen im Hier und Jetzt zu verankern. Anstelle ausschließlich die Körperempfindung und damit einhergehende Katastrophengedanken zu fokussieren, wird die Aufmerksamkeit absichtsvoll auf die Gesamtsituation erweitert.

Auch umfasst das Konzept der Achtsamkeit, Gedanken als mentale Vorgänge und nicht als Tatsachen wahrzunehmen, was eine Distanzierung von den gedanklichen Inhalten erlaubt. Bezogen auf Panikstörung und Agoraphobie bedeutet dies, dass der Betroffene zu der Grundhaltung gelangt, dass die Befürchtung, beispielsweise gleich einen Herzinfarkt zu erleiden, lediglich einen mentalen Vorgang darstellt und es sich hierbei nicht um eine Tatsache handelt.

Aber auch in Zusammenhang mit den im Folgenden beschriebenen Konfrontationsverfahren ist eine achtsame Grundhaltung von Vorteil: Der Betroffene akzeptiert während der Exposition einen vorübergehenden unangenehmen Zustand bei gleichzeitigem Bewusstsein, dass es sich hierbei um einen vorrübergehenden Vorgang handelt: Ich *habe* Angst und Panik, *bin* es aber nicht. Ich akzeptiere, dass das Gefühl von Angst da ist und lasse es seinen eigenen Lauf nehmen, ohne es gezielt verändern zu wollen.

Wir schlagen kein intensives Achtsamkeitstraining in Form von täglich durchgeführten Meditationsübungen vor. Wer dies im Rahmen einer Angsttherapie einsetzen will, ist auf die weiterführende Literatur (z. B. Lohmann & Annies, 2016; Weiss et al., 2014) verwiesen, welche häufig entsprechende CDs zur selbstständigen Durchführung entsprechender Übungen zur Verfügung stellt.

Ziel vielmehr ist die Vermittlung einer achtsamen Einstellung gegenüber panikassoziierten Körperempfindungen, Gedanken und Gefühlen, die somit als eine Form

INFO 6

AB 10

der kognitiven Intervention betrachtet wird. Mithilfe von INFO 6 soll diese Grundhaltung den Patienten näher gebracht werden: Neben einer kurzen Einführung in das Konzept der Achtsamkeit wird Bezug genommen auf die Rolle und den Nutzen einer achtsamen Grundhaltung im Umgang mit Panikstörung und Agoraphobie. AB 10 stellt zudem verschiedene Übungsmöglichkeiten zur Verfügung, die eine achtsame Wahrnehmung der äußeren Situation sowie intern ablaufender Vorgänge fördern sollen. Gegebenenfalls benötigt der Patient hierbei zusätzliche Unterstützung im Wahrnehmen unterschiedlicher emotionaler Zustände. Manchen Patienten gelingt lediglich die Unterscheidung zwischen »mir geht es gut« und »mir geht es schlecht«. Daher ist an dieser Stelle darauf einzugehen, welche verschiedenen Gefühle es gibt und an welchen typischen Körperreaktionen oder Gedanken man diese feststellen könnte.

AB 11

Da eine achtsame Grundhaltung im Alltag oft verloren geht und das Durchführen längerer Achtsamkeitsübungen aufgrund zeitlicher Engpässe, aber teilweise auch durch mangelnde Motivation, oft vernachlässigt wird, empfehlen wir, kürzere, zeitlich überschaubare Achtsamkeitsübungen in den Alltag des Patienten zu integrieren. Hierzu bietet es sich an, die auf AB 11 zur Verfügung gestellten Vorlagen auszuschneiden und auf zuvor vom Patienten selbst ausgewählte (Post-)Karten mit ansprechendem Motiv (DIN A6-Format) zu kleben. Die präparierten Karten werden anschließend überall dort, wo sich der Patient im Verlauf des Tages aufhält, platziert. Beispielsweise könnte eine Karte zur »Momentaufnahme« auf dem Schreibtisch des Patienten stehen, eine weitere zum »achtsamen Duschen« im Bad, eine andere zum »achtsamen Essen« in der Küche oder am Esstisch. Ziel ist, dass der Patient sich hierdurch immer wieder an die Durchführung einer kurzen Achtsamkeitsübung erinnert fühlt und somit seine achtsame Grundhaltung stärkt.

AB 12

Zur gezielten Förderung der Akzeptanz vor allem gegenüber der bei Panikpatienten schwer anzunehmenden Körperempfindungen und hiermit einhergehender Gefühle und Gedanken kann auf die Akzeptanzübung auf AB 12 zurückgegriffen werden. Es empfiehlt sich, diese beim ersten Mal im therapeutischen Rahmen vorzulesen. In der Folge besteht die Möglichkeit, dass der Patient die Instruktion der Übung als Audio-Datei aufnimmt und auf diese Weise wiederholt zuhause durchführt.

4.6 Metakognitive Strategien

Ein weiterer Ansatz zur Modifikation von verzerrten negativen automatischen Gedanken und Grundüberzeugungen verbindet sich mit den »metakognitiven Methoden« von Adrian Wells (2011). Zwischen den Interventionen zur Achtsamkeit bzw. zur Akzeptanz (s. Abschn. 4.5) und den metakognitiven Strategien bestehen große theoretische Überlappungen, allerdings erfordern die von Wells u. a. beschriebenen Interventionen keine Meditation und entsprechende Übungen.

Die metakognitiven Interventionen sind vor allem indiziert, wenn Patienten viel grübeln, sich ständig sorgen, ununterbrochen Risiken und Bedrohungen beobachten sowie an immer gleichen negativen Gedanken hängen bleiben und dies mit der Realität verwechseln (kognitive Fusion).

Das metakognitive Modell. Das den metakognitiven Positionen zugrundeliegende Modell ist ein Verarbeitungsmodell, das drei Ebenen definiert: (1) automatische, reflexhafte, auslösernahe Verarbeitung und Gedanken; (2) Metasystem von Plänen, Überzeugungen, Grundannahmen (»Nachdenken und Abwägen reduziert eine Gefahr«) sowie (3) Aufmerksamkeit, Beobachten und Bewertung von plötzlichen Gedanken (»Cognitive Attentional Syndrome«).

Insbesondere die Ebene des Cognitive Attentional Syndrome ist verantwortlich für Angststörungen. So dominiert bei Ängsten die Fusion von Wahrnehmung und Grübeln, also die zweiflerische Verarbeitung einer Erfahrung (Gefahr, Risiko, Herzrasen) und der Befürchtungen bezüglich eines negativen Ausgangs (»Wenn ich daran denke, dass der Lift stecken bleibt und ich einen Schlaganfall bekomme, dann passiert das auch«).

Gedanken haben mächtige Auswirkungen auf das, was wir fühlen und was wir tun. Meist werden solche Gedanken automatisch ausgelöst und laufen dann einfach weiter (Angstkreislauf). Wenn Patienten nun in die Lage gebracht werden, diese Gedanken und Bilder wieder loszulassen, indem sie ihre Aufmerksamkeit wieder auf die Gegenwart, den Augenblick zurücklenken, gelingt es ihnen, sich von störenden Gedanken zu distanzieren und einen neuen Blickwinkel, eine »Metaposition« einzunehmen. Dies ermöglicht Patienten zu erfahren, dass es auch noch andere Wege gibt, wie man über Erlebnisse bzw. Situationen denken könnte, was sie von der Tyrannei der alten Gedankenmuster befreit. Entscheidend dabei ist es zu erkennen, dass alle Gedanken lediglich geistige Ereignisse sind, dass Gedanken keine Fakten sind, dass wir nicht allein aus unseren Gedanken bestehen, nicht jede Empfindung festhalten und nicht in jeden »Gedankenzug« einsteigen müssen. Daher wird gerne mit Metaphern gearbeitet (Beispiel s. Kasten).

Beispiel

Wolken-Metapher

Anleitung: »Eine Art Detached Mindfulness und ihre Erfordernisse zu verstehen, ist die, Gedanken wie vorbeiziehende Wolken am Himmel zu erleben. Die Wolken sind Teil der Selbstregulation der Atmosphäre. Es ist unmöglich und unnötig, sie zu beeinflussen. Versuchen Sie, Ihre Gedanken und Emotionen so zu behandeln wie vorbeiziehende Wolken. Erlauben Sie ihnen, ihren eigenen Raum und ihre eigene Zeit einzunehmen in dem Wissen, dass sie letztlich vorbeiziehen werden.«

Zug-Metapher

Anleitung: »Stellen Sie sich vor, Sie wären ein Reisender, der auf seinen Zug wartet. Ihre Psyche ist wie ein belebter Bahnhof und Ihre Gedanken und Emotionen sind die Züge, die durch ihn hindurchfahren. Es macht keinen Sinn zu versuchen, einen vorbeifahrenden Zug anzuhalten oder in ihn einzusteigen. Bleiben Sie ein Zuschauer und beobachten Sie Ihre Gedanken, wie sie vorbeifahren. Es macht keinen Sinn, in einen Zug zu steigen, der einen an einen Ort fährt, an den man nicht möchte« (Wells, 2011).

Es geht darum, Empfindungen und Kognitionen nicht gleich verändern und kontrollieren zu wollen, sondern zu akzeptieren, negative und positive Gefühle zu tolerieren. Patienten lernen, sich negativen Gedanken (Bedrohung, Gefahr, Katastrophe usw.) und Bildern (Ohnmacht, Blamage usw.) bewusst zu werden. Sie entwickeln eine Haltung des behutsamen Interesses und der Neugier gegenüber den Gedanken als zufällige innere Ereignisse. Sie steigen jedoch nicht darauf ein. Patienten sollen also nicht ihre automatischen Gedanken oder Grundüberzeugungen analysieren und disputieren oder mit ihnen kämpfen oder diese unterdrücken, sondern eine Haltung der »detached mindfulness«, also der losgelösten Achtsamkeit, entwickeln.

Folgende Haltung gegenüber und im Umgang mit Gedanken bietet sich an:

- Beobachten, wie sie kommen und gehen, ohne dabei das Gefühl zu haben, dass man ihnen folgen muss.
- Gedanken als ein mentales Ereignis anstatt als eine Tatsache betrachten. Es kann verlockend sein zu denken, dass Gedanken wahr sind. Aber es liegt immer an einem selbst, ob man sich dafür entscheidet, dass Gedanken wahr sind und wie man dann damit umgehen möchte.
- Es ist hilfreich, sich die folgenden Fragen zu stellen: Ist dieser Gedanke einfach automatisch in den Kopf gekommen? Passt er zu den Fakten dieser Situation? Gibt es etwas daran, was in Frage zu stellen ist? Wie hätte der Gedanke zu einem anderen Zeitpunkt, in einer anderen Stimmung ausgesehen? Gibt es Alternativen dazu?

Akzeptanz und Distanz stellen erste Schritte dar, die es erlauben, sich den aktuellen Schwierigkeiten vollkommen bewusst zu werden, um dann, falls das erforderlich sein sollte, auf eine angemessenere Weise damit umzugehen, anstatt darauf wie immer, automatisch mit den alten Strategien (Flucht, Vermeidung, Grübeln) zu reagieren.

5 Exposition und Konfrontationsverfahren

Konfrontationsverfahren sind die effektivste Behandlungsmethode im Bereich der Angststörungen. Hierbei werden Patienten mit objektiv sicheren Situationen konfrontiert, die bei den Betroffenen starkes Unbehagen, meist in Form von Angst oder Panik, auslösen. Ziel hierbei ist es, so lange in der gefürchteten Situation zu verweilen, bis die Angstreaktion von alleine nachlässt. Da Patienten mit Panikstörung und Agoraphobie die gefürchtete Situation meist vermeiden bzw. ihr entfliehen, bevor die Angstreaktion von selbst abgeklungen ist, wird ihnen diese Lernerfahrung erst durch wiederholte Expositionsübungen ermöglicht.

! Erfolgreiche Angsttherapie ist nur möglich, wenn es eigenständig gelingt, das Flucht- und Vermeidungsverhalten aufzugeben. Dabei muss man erfahren, dass Angst entsteht und dann erleben, dass die Angst von alleine verschwindet, obwohl man unverändert in der gefürchteten Situation ist. Dies erfordert prolongierte Exposition.

Je nach Modalität (in sensu, in vivo oder in virtuo) und Intensität der Stimuluspräsentation (graduiert oder massiert) werden unterschiedliche Konfrontationsvorgehen unterschieden (vgl. Tab. 5.1). Im Bereich der Panikstörung und Agoraphobie haben sich die interozeptive Exposition, also die Konfrontation mit unangenehmen Körperempfindungen, sowie In-vivo-Expositionen, d.h. die Konfrontation mit gefürchteten Situationen in der Realität, bewährt.

Tabelle 5.1 Möglichkeiten der Konfrontation mit und der Annäherung an Angstreize

	Graduiert, hierarchisiert	**Massiert, intensiv**
In der Vorstellung	Systematische Desensibilisierung	Implosion
In der Wirklichkeit	Habituationstraining	Flooding, Exposition
In der virtuellen Realität	Habituationstraining, z. B. Head Mounted Display	Exposition, z. B. Computer Automated Virtual Environment

Die überzeugendste Evidenz und damit die prognostisch günstigste Therapiemethode liegt für das Habituationstraining sowie die Exposition (massiert) vor. Beide stellen keine eindeutigen Gegensätze dar, sondern können in unterschiedlichster Weise kombiniert werden. So hat es sich als motivational günstig erwiesen, zunächst mit Patienten eine Angstreizhierarchie zu erstellen, bevor man gemeinsam entscheidet, wie die Annäherung und Konfrontation erfolgen soll: *graduiert* (Schritt für Schritt von unten nach oben in der Angstreizhierarchie), *teilgraduiert* (beginnend mit mittleren

Angstsituationen, dann allmählich steigernd, auch prolongiert) oder *massiert* (mit den Topsituationen beginnend und diese über längere Zeit, also stark prolongiert und in verschiedenen Variationen).

Wiederholt wurde gezeigt, dass die Häufigkeit und die Dauer der Expositionsübungen entscheidend für den Behandlungserfolg sind. So konnte in dem Forschungsnetz »Panik« des Bundesministeriums für Bildung und Forschung (www.paniknetz.de) erneut bestätigt werden, dass bei hoher Expositionsfrequenz und bei längerer Dauer der Übungen, mächtigere Effektstärken und bessere längerfristige Erfolge erzielt werden (s. Abb. 5.1).

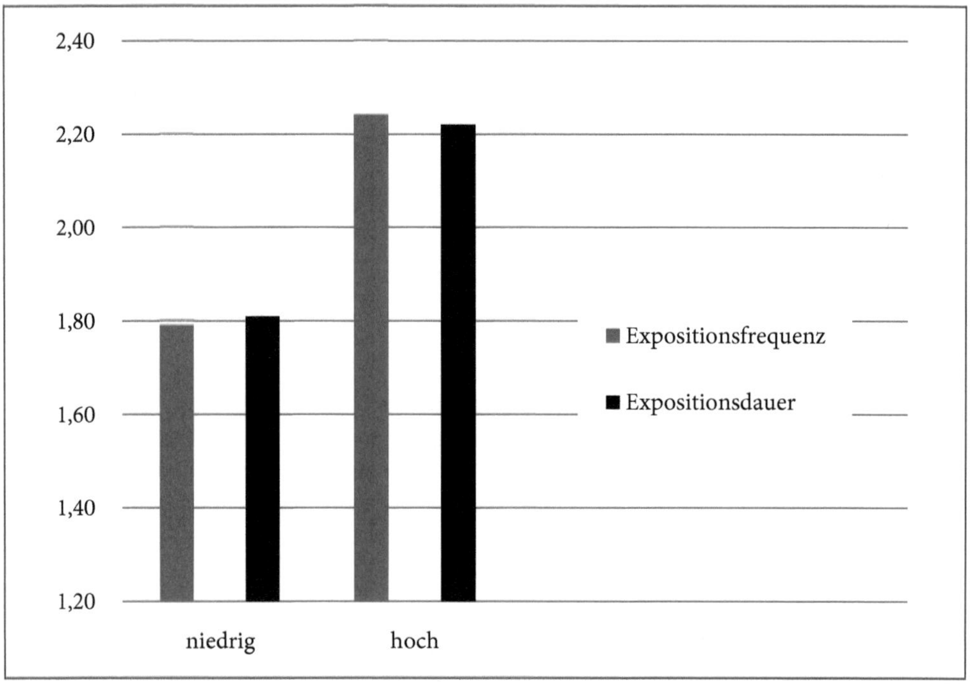

Abbildung 5.1 Effekte (Cohen's d) der Expositionsfrequenz und der Expositionsdauer auf die Angstsymptomatik (hier gemessen mit HAMA = Hamilton Angst Beurteilung durch unbeteiligte Kliniker) bei Agoraphobie und Panikstörung

5.1 Wirkmechanismen der Exposition zur Angstbewältigung

Als Wirkmechanismen der Exposition werden verschiedene Ansätze diskutiert (Bentz et al., 2009; Stewart & Watt, 2008), ohne dass bislang darüber Klarheit besteht bzw. Einigkeit erzielt werden konnte:

Löschung (Extinktion) und Habituation. Geht man im Sinne einer interozeptiven Konditionierung davon aus, dass während der initialen Panikattacke ein Konditionierungsprozess stattfindet, dann führt die wiederholte Darbietung des konditionierten

Stimulus (z. B. Herzschlag) ohne das Auftreten der konditionierten Reaktion (Panikattacke) zunächst zu einer allmählichen Abschwächung, dann zur Löschung der erwarteten Angstreaktion. Dies wird während der interozeptiven Exposition ermöglicht, indem die durch negative Verstärkung erworbene Vermeidungstendenz des Patienten unterbunden wird (Extinktion). Der Patient macht die Erfahrung, dass die befürchteten angstassoziierten Körperempfindungen auftreten können, ohne dass die befürchtete Konsequenz einer Panikattacke erfolgt. Analog lässt sich dies auf agoraphobe Konditionierungsprozesse und In-Vivo-Expositionen übertragen.

Dabei stellt die Extinktion streng genommen keine Löschung gelernter Stimulus-Reaktion-Assoziationen dar. Vielmehr lernt der Organismus nach der Extinktion, nicht mehr auf den unkonditionierten Stimulus zu reagieren. Dass gelernte Assoziationen intakt bleiben, bestätigen Phänomene wie z. B. das spontane Wiederauftreten der konditionierten Reaktion nach dem Verstreichen von Zeit (Bentz et al., 2009).

Während bei der Extinktion durch wiederholte Darbietung des gefürchteten Stimulus *gelernte* Reiz-Reaktion-Verbindungen in ihrer Stärke abnehmen, nimmt man bei der Habituation eine Abnahme der Stärke *ungelernter* Reaktionen an (Forsyth et al., 2000). Durch Habituation wird es dem Organismus ermöglicht, unbedeutende Reize zu ignorieren, was wichtige Energien spart (Bentz et al., 2009). Dieser Mechanismus erklärt die Wirkung der Exposition, selbst wenn die Furcht nicht vollständig erlernt, sondern zu einem gewissen Grad angeboren ist.

Kognitive Umstrukturierung. Bei diesem Wirkmechanismus wird angenommen, dass Exposition deshalb effektiv ist, weil der Patient während den wiederholten Übungen Informationen dargeboten bekommt, die seine angstauslösenden und -aufrechterhaltenden irrationalen Überzeugungen entkräften. Der Patient lernt, dass angstassoziierte Empfindungen zwar unangenehm, jedoch nicht wie erwartet gefährlich sind. Da Patienten mit Panikstörung und Agoraphobie entsprechende Körperempfindungen bzw. Situationen für gewöhnlich meiden, bleiben die beschriebenen Lernmöglichkeiten üblicherweise aus.

Emotionale Verarbeitung. In Anlehnung an Foa und Kozak (1986) wird angenommen, dass während der Exposition eine emotionale Verarbeitung stattfindet, bei der eine Modifikation der Angst zugrundeliegender Gedächtnisstrukturen erfolgt. Diese auch als Angstnetzwerk bezeichneten Gedächtnisstrukturen umfassen

- Informationen über die befürchteten Körperempfindungen,
- Informationen bezüglich der individuellen Tendenz, diese Empfindungen zu vermeiden sowie
- Aspekte zur Bedeutung der befürchteten Empfindungen (z. B. katastrophale Interpretation dieser Empfindungen als Hinweis für eine ernsthafte Erkrankung oder bevorstehenden Tod).

Immer wenn der Patient mit einem der drei Elemente in Berührung kommt, werden die anderen Elemente des Angstnetzwerkes automatisch aktiviert. Um eine emotionale Verarbeitung und somit eine Neumodifikation des Angstnetzwerkes zu erreichen, müssen einerseits das Angstnetzwerk adäquat aktiviert werden, andererseits mit dem

Angstnetzwerk inkompatible Informationen verfügbar gemacht und kognitiv verarbeitet werden. Beide Prozesse finden bei der Exposition statt. Zum einen werden die befürchteten Empfindungen gezielt durch entsprechende Übungen im Rahmen der interozeptiven Exposition bzw. durch Aufsuchen der gefürchteten Situationen bei In-Vivo-Expositionen beim Patienten provoziert. Andererseits erfolgen korrektive Erfahrungen insofern, als keine Katastrophe eintritt, was zu einer Entkoppelung der Elemente des ursprünglichen Angstnetzwerkes führt. Foa und Kozak (1986) nehmen an, dass eine erfolgreiche emotionale Verarbeitung auf eine zunächst durch wiederholte Darbietung erfolgende Habituation zurückzuführen ist, die zu einer Abnahme der emotionalen Erregung führt. Dies ermöglicht die Integration korrektiver Informationen, was zukünftig zu einer Abnahme der Vermeidungstendenz führt. Dies wiederum gestattet schließlich eine Veränderung irrationaler Überzeugungen, dass mit Erregung assoziierte Empfindungen gefährlich sind. Somit umfasst das Modell der emotionalen Verarbeitung die beiden Wirkmechanismen der Habituation und der kognitiven Umstrukturierung.

Selbstwirksamkeit. Unter Selbstwirksamkeit versteht man die Überzeugung eines Individuums, in der Lage zu sein, eine Situation effektiv zu bewältigen (Bandura, 1983). Bezogen auf Patienten mit einer Panikstörung oder Agoraphobie wäre dies die Erwartung, aufkommende angstassoziierte Körperempfindungen erfolgreich zu bewältigen. Die Angst vor angstassoziierten Körperempfindungen lässt sich daher auf eine geringe »panikbezogene Selbstwirksamkeit« zurückführen. Da sich das Ausmaß an Selbstwirksamkeit durch frühere Erfahrungen persönlichen Erfolgs bzw. Bewältigung beeinflussen lässt, führen Erfahrungen, wie sie während der Exposition gemacht werden, zu einer Erhöhung der Selbstwirksamkeit.

Akzeptanz. Akzeptanzbasierte Modelle gehen davon aus, dass Individuen, die mit Erregung einhergehende Körperempfindungen besser akzeptieren und tolerieren können, ohne ihnen entfliehen oder sie verändern zu müssen, weniger vulnerabel für Angststörungen sind als solche, die auf kognitive oder behaviorale Vermeidungsstrategien zurückgreifen müssen (Hayes et al., 1996). Panikpatienten weisen eine mangelnde Akzeptanz solcher Empfindungen auf (Campbell-Sills et al., 2006). Während der Exposition wird dem Panikpatienten vermittelt, aversive angstassoziierte Körperempfindungen, emotionale Zustände und damit verbundene Gedanken zu akzeptieren. Hierbei soll eine achtsamkeitsbasierte Herangehensweise helfen.

5.2 Vorbereitung: Vermittlung des Expositionsrationals

Zur Vorbereitung der bei Panikstörung und Agoraphobie empfohlenen Expositionstechniken ist neben der bereits erfolgten Psychoeduktion zur Angst und ggf. der Durchführung erster kognitiver Techniken die Vermittlung des Expositionsrationals von großer Bedeutung. Dies erhöht im Sinne einer informierten Entscheidung die Wahrscheinlichkeit, dass der Patient sich tatsächlich den gefürchteten Situationen im Rahmen der vorliegenden Expositionsübungen stellt und diese nicht vorzeitig abbricht.

Beispiel

Ableitung des Expositionsrationals

T: Wie wir anhand Ihrer im Angsttagebuch beschriebenen letzten Panikattacke sehen, sind Sie schnell wieder nach Hause zurückgekehrt, nachdem Sie beim Verlassen der Wohnung am Samstagmorgen bemerkt haben, dass Ihnen schwindelig wird, Ihnen übel ist, Sie zu zittern begonnen haben und daraufhin eine starke Angst entwickelt haben, die Kontrolle über sich zu verlieren. Was haben Sie festgestellt, als Sie wieder zuhause in Ihrer Wohnung angekommen sind?

P: Ich war froh, endlich wieder zuhause zu sein. Wer weiß, worin das geendet hätte.

T: Sie waren also erleichtert, wieder zuhause zu sein. Was ist mit der Angst, der Panik passiert?

P: Die ist dann recht schnell wieder abgeklungen.

T: Die kurzfristige Folge Ihrer Flucht zurück nach Hause war also durchaus positiv, die Angst ist weggegangen und Sie waren erleichtert, einer möglichen Katastrophe aus dem Weg gegangen zu sein – klingt doch eigentlich ganz gut?

P: Na ja … ich konnte dadurch aber meine Einkäufe nicht erledigen. Ich habe das Gefühl, dass mich die Panik immer mehr im eigenen Haus gefangen hält.

T: Das sind die negativen Folgen Ihres Fluchtverhaltens. Zwar führt es kurz zu einer Erleichterung, da die Angst abnimmt. Langfristig schränkt es Sie jedoch immer mehr ein, da Ihr Gehirn durch den Angstabfall lernt, dass es gut gewesen ist, schnell wieder nach Hause zu kommen. Hierdurch festigt sich langfristig das Vermeidungsverhalten, die Angst nimmt zu. Da Sie nicht weiter gegangen sind, haben Sie zudem nicht die Erfahrung gemacht, was tatsächlich passiert wäre, also ob tatsächlich eine Katastrophe eingetreten wäre.

P: Da bin ich mir ziemlich sicher … aber wissen tu ich es nicht, das stimmt.

T: Was müsste passieren, dass Sie es wissen könnten?

P: Ich müsste wohl weitergehen und meine Einkäufe erledigen und schauen, ob ich tatsächlich umkippe.

T: Sehr schön, das ist ein guter Vorschlag! Sich mit seiner Angst und Panik zu konfrontieren bezeichnet man als Exposition. Das heißt, dass Sie gezielt eine objektiv harmlose Situation, die bei Ihnen jedoch Panik auslöst, aufsuchen, ohne ihr zu entfliehen.

P: Aber das trau ich mir nicht zu, wer weiß, ob ich vor lauter Angst und Panik nicht verrückt werde.

T: Wie Sie bereits aus der Psychoedukation erfahren haben, ist Angst eine Reaktion, die zeitlich begrenzt stattfindet, das heißt innerhalb eines Zeitrahmens unter einer Dreiviertelstunde gehen die Erregung, Anspannung und andere Symptome der Angst zurück. Ihre Energieressourcen, die Ihr Körper für diese sehr aufwändige Reaktion zur Verfügung stellen muss, sind begrenzt. Ich kenne keinen Angstpatienten, der im Rahmen einer Exposition verrückt geworden wäre. Ziel der Exposition ist es, so lange in der Situation zu verweilen, bis die Angst von alleine, also ohne dass Sie ihr entfliehen oder irgendetwas Beruhigendes tun, abgeklungen ist. Ihr Körper reguliert sich selbstständig! Hierdurch lernt Ihr Gehirn, dass das bisher gezeigte Verhalten für einen Angstabfall nicht nötig ist. Dieses Schaubild (INFO 7, Abb. 5.2) illustriert ganz schön, was wir gerade besprochen haben: wenn Sie fliehen, sinkt die Anspannung und Angst recht schnell. Wenn Sie sich hingegen mit der Situation konfrontieren, dauert dies zwar etwas länger an, jedoch sinkt die Angst mit der Zeit von alleine.

P: Puh, das klingt anstrengend!

T: Ja, das ist es. Aber mit einigen Wiederholungen wird Ihr Gehirn umlernen und die Angstreaktion abnehmen. Sie sehen das hier auf diesem Schaubild (INFO 7, Abb. 5.3): Mit zunehmender Exposition wird das Ausmaß der Anspannung, das Sie währenddessen erleben, für gewöhnlich immer weniger.

P: Das macht Mut ... okay.

Im Rahmen der Vorbereitung sollte zunächst dem Patienten erklärt werden, was Exposition bedeutet und welche Verfahren hierbei im Rahmen der Behandlung zur Anwendung kommen. Hierzu kann auf INFO 7 zurückgegriffen werden.

INFO 7

Zusätzlich sollte auch der Verlauf einer Angstreaktion bei Flucht bzw. Vermeidung einerseits und Exposition der gefürchteten Situation andererseits veranschaulicht werden. Dabei sollte dem Patienten in Anlehnung an das lerntheoretische Modell verdeutlicht werden, dass die Flucht bzw. Vermeidung zwar zu einer schnellen Abnahme der Angst führt, gleichzeitig hierdurch jedoch gelernt wird, dass dieses Verhalten zukünftig unverzichtbar ist, was zu einer zunehmenden Einschränkung und Beeinträchtigung des Patienten führt. Nimmt die Angstreaktion bei Exposition hingegen ohne äußere Beeinflussung ihren normalen Lauf, steigt diese nicht – wie von vielen Betroffenen befürchtet – bis ins Unendliche an (»Ich könnte völlig verrückt werden!«), sondern lässt mit dem Verbrauch der hierfür benötigten Energiereserven langsam von alleine nach.

Es bietet sich an, beide Kurven mit dem Patienten gemeinsam in Abhängigkeit von dessen in der gefürchteten Situation erlebten Angstintensität und der verstrichenen

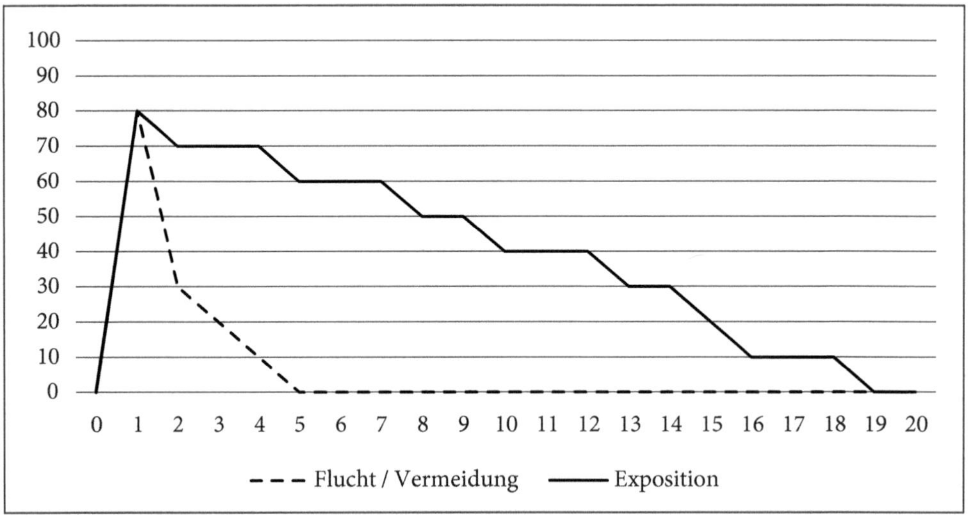

Abbildung 5.2 Angstverlauf bei Flucht bzw. Vermeidung (gestrichelte Linie) sowie bei Exposition (durchgezogene Linie)

Zeit zu erarbeiten (vgl. Abbildung 5.2). Während der Patient bei Flucht bzw. Vermeidung meist sehr gut angeben kann, wie sich seine Angstkurve verhält, bedarf die Anfertigung der zweiten Angstkurve meist mehr Hintergrundinformationen durch den Therapeuten.

Zum anderen sollte der Patient darüber aufgeklärt werden, dass die Angstreaktion mit wiederholter Konfrontation durch Prozesse wie Habituation, Löschung und kognitive Umstrukturierung in ihrer Intensität nachlässt (vgl. Abb. 5.3). Das Wissen hierüber hilft dem Patienten, nach der meist sehr anstrengenden und dadurch auch teilweise abschreckend wirkenden ersten Exposition weitere, für eine erfolgreiche Therapie erforderliche Wiederholungen der Expositionsübungen folgen zu lassen.

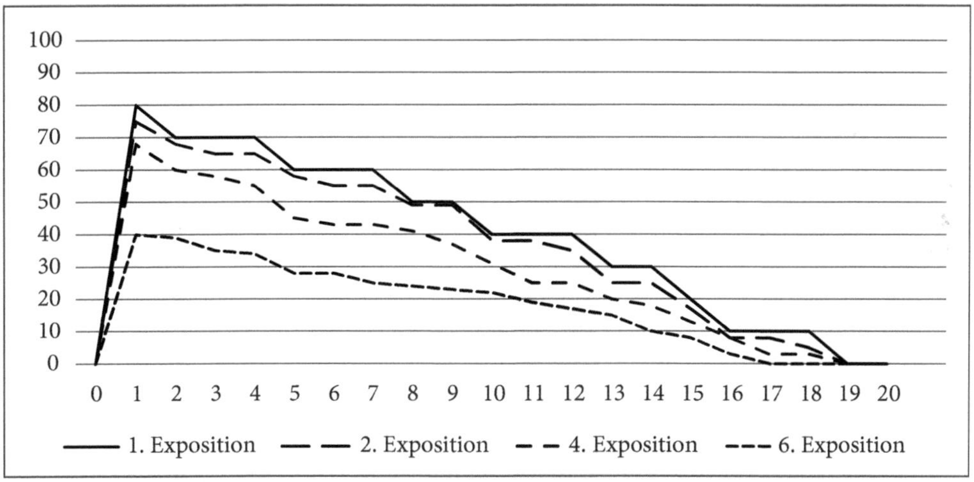

Abbildung 5.3 Zunehmende Abnahme der Angstintensität nach wiederholter Exposition

Die Angstverläufe bei Flucht bzw. Vermeidung und Exposition sowie nach wiederholter Exposition finden sich schließlich auch auf INFO 7.

5.3 Interozeptive Exposition

Bei der interozeptiven Exposition werden beim Patienten durch verschiedene Übungen wiederholt die mit Panik assoziierten angstauslösenden Körperempfindungen induziert. Beispielsweise wird der Patient dazu angeleitet, zu hyperventilieren, um Kurzatmigkeit zu provozieren, die Luft anzuhalten, um Erstickungsgefühle zu erzeugen oder sich schnell um die eigene Achse zu drehen, um Schwindel auszulösen. Die Aufgabe des Patienten besteht darin, diese Körperempfindungen auszuhalten, ohne diese in irgendeiner Weise zu beeinflussen oder ihnen zu entfliehen. Eine Reihe von Studien weist darauf hin, dass diese Technik in der Behandlung der Panikstörung und Agoraphobie eine wirksame Komponente darstellt (Arntz, 2002; Craske et al., 1997; Ito et al., 2001).

Es empfiehlt sich, bei diesem Verfahren ein graduiertes Vorgehen zu verfolgen, bei dem zunächst mit simulierten Übungen begonnen wird, welche von naturalistischen Aktivitäten gefolgt werden können (Bentz et al., 2009).

Kontraindikation. Als Voraussetzung für die Durchführung der interozeptiven Exposition gilt, dass der Patient sich in gutem gesundheitlichem Zustand befindet. Sind Erkrankungen wie Herz-Kreislauferkrankungen, Epilepsie, Schlaganfall, Asthma oder Lungenprobleme, Nacken-, Rücken- oder andere körperliche Probleme oder eine Schwangerschaft bekannt, sollte vor Durchführung der Übungen unbedingt Rücksprache mit einem Arzt gehalten werden.

Angsthierarchie. Um zunächst eine individuelle Angsthierarchie zu entwickeln, wird der Patient gebeten, eine Reihe von Übungen zur Erzeugung verschiedener panikspezifischer Symptome (vgl. Kasten) durchzuführen und deren Wirkung hinsichtlich verschiedener Aspekte zu bewerten.

Übungen zur Erzeugung panikspezifischer Körperempfindungen (in Anlehnung an Andrews et al., 2003)

(1) Hyperventilieren Sie für 1 Minute. Atmen Sie dabei tief und schnell, mit viel Druck.
(2) Atmen Sie für eine Minute durch einen Strohhalm. Halten Sie dabei Ihre Nase zu.
(3) Halten Sie Ihren Atem für 30 Sekunden an, halten Sie dabei Ihre Nase zu.
(4) Füllen Sie Ihre Lungen mit Luft, bis sich Ihre Brust vollgefüllt anfühlt. Atmen Sie für 1 Minute schnell und flach in die Brust hinein.
(5) Schütteln Sie Ihren Kopf für 30 Sekunden hin und her.
(6) Drehen Sie sich für 30 Sekunden schnell um die eigene Achse. Halten Sie sich direkt danach nirgends fest und setzen Sie sich nicht hin.
(7) Spannen Sie für 1 Minute Ihre komplette Körpermuskulatur an oder gehen Sie alternativ für 1 Minute in Liegestütz-Position.
(8) Steigen Sie für 1 Minute schnell im Wechsel auf eine Stufe oder Box und dann wieder herunter.
(9) Platzieren Sie Ihren Kopf für 30 Sekunden zwischen Ihren Beinen, stehen Sie anschließend schnell auf.
(10) Starren Sie für 2 Minuten auf ein und dieselbe Stelle, versuchen Sie dabei nicht zu blinzeln.
(11) Schauen Sie für 30 Sekunden ins Licht und dann auf eine weiße Wand.

Natürlich können die Übungen je nach Symptomatik des Patienten um individuell angepasste Übungen ergänzt werden. Fürchtet der Patient beispielsweise Missempfindungen in der Kehle, kann kurzfristig Druck auf den Hals ausgeübt werden.

AB 13

Jede einzelne Übung sollte nach deren Durchführung mittels AB 13 vom Patienten dahingehend bewertet werden, wie unangenehm die hierdurch erzeugte Körperempfindung für ihn ist (0 = gar nicht unangenehm, 10 = extrem unangenehm), wie stark die hierdurch erzeugte Angst in ihrer Höchstausprägung war (0 = gar keine Angst, 10 = extreme Angst) und wie ähnlich die durch die Übung erzeugte Körperempfindung der während einer Panikattacke erlebten Symptomatik ist (0 = keine Ähnlichkeit, 10 = identisch). Übungen, die einen Wert ≥ 4 in der Ähnlichkeits-Skala erhalten haben, werden auf AB 13 zunächst markiert und dann in Abhängigkeit der hierdurch ausgelösten Angst in eine Rangreihe gebracht (1 = die am wenigsten angstauslösende Übung bis hin zu n = die am meisten angstauslösende Übung).

Graduierte interozeptive Exposition. Nachdem die für den Patienten relevanten Übungen identifiziert und in eine Rangreihe gebracht wurden, werden die Übungen Schritt für Schritt beginnend mit derjenigen mit dem geringsten Angstniveau im Rahmen der eigentlichen Exposition durchgeführt. Für eine erfolgreiche Exposition sollten die folgenden Aspekte im Vorhinein mit dem Patienten besprochen werden:

- Der Patient sollte keine Techniken zum Angst-Management vor Durchführung der Übungen anwenden (z. B. Atemübungen). Auch sollten keine beruhigenden Medikamente eingenommen werden. Ziel ist es, Angst zu erzeugen!
- Der Patient sollte versuchen, die körperliche Empfindung so stark wie möglich durch die jeweilige Übung zu erzeugen.
- Der Patient sollte versuchen, die provozierten Empfindungen in Gänze mit all seinen fünf Sinnen zu erleben und wertfrei wahrzunehmen. Katastrophisierende Bewertungen sollten durch realistischere Gedanken ersetzt werden (z. B.: »Dass ich jetzt körperlich reagiere, ist ein Zeichen meiner Stressreaktion, jedoch kein Hinweis auf Gefahr«).
- Der Patient sollte auf jegliches Sicherheitsverhalten (z. B. Übung bei offenem Fenster durchführen, eine Flasche Wasser bei sich führen) verzichten.
- Der Patient sollte sich während der Übungen nicht ablenken (z. B. Musik hören, an etwas Schönes denken).
- Der Patient sollte nicht versuchen, aktiv die Körperempfindung zu beenden, sobald die Übung abgeschlossen ist. Ziel ist, dass die erzeugte Körperempfindung schrittweise von alleine zurückgeht.
- Grundsätzlich sollte dem Patienten kommuniziert werden, dass er die Freiheit besitzt, die Exposition jederzeit ab- bzw. zu unterbrechen. Ist der Patient dazu geneigt, die Übung frühzeitig zu beenden, soll er versuchen, sie so weit wie möglich fortzusetzen. Falls nötig, kann hierzu die Intensität etwas reduziert werden.
- Will ein Patient fliehen oder vermeiden, also die Übungen frühzeitig, d. h. noch bei hohem Angstniveau beenden, sollte auf jeden Fall über die Konsequenzen gesprochen werden und dabei auf das anfänglich erarbeitete Angstmodell (Kreislauf, Vermeidung und Flucht als Chronifizierungsgrund) hingewiesen werden.

Da dies eine gewisse Anforderung an den Patienten darstellt, ist zu empfehlen, die ersten Expositionen therapeutenbegleitet durchzuführen, um sicherzustellen, dass der Patient das dahinter liegende Prinzip verstanden und entsprechend umgesetzt hat.

Die Rolle des Therapeuten während der Expositionsübungen besteht darin, den Patienten immer wieder auf die gegenwärtige Situation bzw. Lage, auch auf die Körperempfindungen und Angst hinzuweisen, so dass dieser alles bewusst wahrnimmt. Der Therapeut sollte darauf achten, keine Ablenkungen zuzulassen, dazu gehört auch mit dem Therapeuten ein Gespräch zu führen oder Gedanken zu analysieren. Dies sollte nach der Übung erfolgen. Das entscheidende Ziel während der Exposition besteht darin, Angst und Panik zu erleben und zulassen.

AB 14

Vor der Exposition soll der Patient im Expositionsprotokoll auf AB 14 festhalten, wie hoch das Angstniveau unmittelbar vor der Übung ist. Sobald die durch die Übung erzeugten Körperempfindungen von alleine zurückgegangen sind, soll er zudem angeben, was für Empfindungen er während oder nach der Übung erlebt hat, was für angstauslösende Gedanken er vor, während und nach der Übung bei sich wahrgenommen hat und erneut, wie unangenehm die Übung für ihn war, wie hoch das maximale Angstniveau war und wie ähnlich die hierbei erzeugten Körperempfindungen der Symptomatik im Rahmen der Panikattacken gewesen sind.

Nachdem die erste Exposition therapeutenbegleitet durchgeführt und nachbesprochen wurde, erhält der Patient die Hausaufgabe, die Übung selbstständig zu Hause, am besten täglich zu wiederholen und mittels Expositionsprotokoll zu protokollieren. Wird das maximale Angstniveau mit größer gleich 3 bewertet, sollte die Übung später am Tag oder am folgenden Tag wiederholt werden, bis der Wert 3 unterschreitet. Gelingt es dem Patienten so weit zu habituieren, dass sein Angstniveau zwischen 0 und 3 liegt, kann er die Übung ausweiten, indem er die Zeit um weitere 30 bis 60 Sekunden ausdehnt, während den Übungen aufsteht oder die Übungen in Situationen durchführt, in denen keine schnelle Hilfe gegeben ist (z. B. im Wald). Grundsätzlich ist es wichtig, die einzelnen Übungen in möglichst vielen, unterschiedlichen Situationen durchzuführen, um das Gelernte auf möglichst viele Situationen zu übertragen.

Naturalistische Aktivitäten. Neben den simulierten Übungen ist es zielführend, die befürchteten Körperempfindungen auch im Rahmen alltäglicher Aktivitäten, beispielsweise durch Sport, Bewegung unter Hitze oder das Anheben schwerer Gegenstände, gezielt zu provozieren. Im Gegensatz zu den simulierten Übungen sind Beginn und Ende der körperlichen Missempfindungen im Rahmen naturalistischer Aktivitäten nicht so klar vorhersehbar und damit weniger kontrollierbar, weshalb es zunächst zu einer erhöhten Erwartungsangst beim Patienten kommen kann. Dem Patienten sollte vor Durchführung der Übungen deutlich gemacht werden, dass die Tatsache, dass die unerwünschten Körperempfindungen im Rahmen alltäglicher Aktivitäten länger auftreten können, nicht bedeutet, dass diese Empfindungen gefährlicher sind.

Zur Identifikation geeigneter Übungen kann zunächst frei exploriert werden, welche alltäglichen Aktivitäten der Patient unangenehm findet oder gar vermeidet, aus Angst, eine Panikattacke zu erleiden. Zur Hilfestellung können dann mithilfe von AB 15 die im folgenden Kasten aufgeführten Aktivitäten durchgegangen werden. Es wird deutlich, dass der Übergang zu den In-Vivo-Expositionsübungen fließend ist.

AB 15

Alltägliche Situationen bzw. Aktivitäten zur Erzeugung panikspezifischer Körperempfindungen (in Anlehnung an Andrews et al., 2003)

- Ausdauersport betreiben, z. B. Joggen gehen, Fahrrad fahren
- aus dem Liegen heraus schnell aufstehen
- bei heißen Außentemperaturen draußen laufen gehen
- Boot / Fähre fahren
- das Fahrangebot in einem Freizeitpark nutzen (z. B. Achterbahn fahren)
- duschen / ein Bad nehmen, während Türen und Fenster geschlossen sind
- einen Berg oder Treppenstufen schnell hochrennen
- Gewichte heben
- ins Fitnessstudio gehen
- reichhaltige, schwere Kost zu sich nehmen
- Saunieren
- Schwimmen
- Sendungen mit medizinischem Inhalt anschauen / anhören
- Sendungen / Filme mit spannendem Inhalt anschauen / anhören
- sexuell aktiv sein
- sich bei Auseinandersetzungen / Diskussionen beteiligen
- sich in verrauchten Räumen aufhalten
- Sportereignisse im Fernsehen oder live anschauen
- stickige Läden oder Einkaufszentren besuchen
- Tanzen
- überhitzte Fahrzeuge oder öffentliche Verkehrsmittel nutzen

Die für den Patienten relevanten Aktivitäten sollten erneut in eine Rangreihe gebracht werden, in Abhängigkeit davon, wie stark die hierbei ausgelöste Angst beim Patienten ist. Begonnen wird wieder mit der am wenigsten angstauslösenden Situation.

Während der Exposition sollte der Patient dieselben Aspekte beachten wie bei den simulierten Übungen. Es geht darum, gezielt die befürchtete Körperempfindung zu provozieren und alle aufkommenden Empfindungen und Gefühle nicht zu beeinflussen, sondern sie entsprechend der Angstkurve ihren eigenen Verlauf nehmen zu lassen. Der Patient sollte so lange in der gewählten Situation verbleiben bzw. die ausgewählte Aktivität durchführen, bis die Angst von alleine merklich nachgelassen hat. Hilfreich hierbei ist der Bezug zu einem Fehlalarm, auf den der Patient nicht zu reagieren braucht. Ziel ist es, diesen durchlaufen zu lassen, bis er von alleine »ausgeht«. Der Verzicht auf jegliches Sicherheitsverhalten ist auch hier aufrechtzuerhalten. Der Patient sollte während der Exposition dazu angeleitet werden, seine Körperempfindungen möglichst wertfrei wahrzunehmen und nicht in katastrophisierender Weise zu bewerten. Des Weiteren soll er lernen, seine Aufmerksamkeit nicht ausschließlich auf die provozierte Körperempfindung zu fokussieren, sondern mithilfe seiner fünf Sinne auf die Gesamtsituation zu erweitern. Halten die provozierten Körperempfindungen über die Situation hinaus an (z. B. wenn er schwere Kost zu sich genommen hat), sollte der Patient nicht innehalten, abwarten oder sich gar schonen, sondern im Tun bleiben. Hierfür ist es nötig, sich schon vor der Exposition zu überlegen, was der Patient im Anschluss plant zu tun.

Während den Übungen im Rahmen naturalistischer Aktivitäten bietet es sich an, die während der Exposition gesammelten Eindrücke mittels Expositionsprotokoll auf AB 16 festzuhalten. Die einzelnen Übungen sollten so oft wiederholt werden, bis das maximale Angstniveau auf kleiner gleich 3 gesunken ist.

AB 16

5.4 In-vivo-Exposition

Während die interozeptive Exposition ihren Fokus auf die Konfrontation mit unangenehmen Körperempfindungen während simulierten und naturalistischen Aktivitäten legt, besteht das Ziel der In-vivo-Exposition in der Konfrontation mit angstauslösenden Situationen wie beispielsweise dem Nutzen öffentlicher Verkehrsmittel, dem Besuch eines Einkaufszentrums oder anderer Menschenansammlungen oder dem Alleinsein in Situationen, in denen keine schnelle Hilfe verfügbar wäre.

Das Vorgehen kann entweder graduiert oder massiert erfolgen. Zwar bringt ein massiertes Vorgehen die schnellsten und sichersten Behandlungserfolge, jedoch lehnen viele Patienten die Konfrontation mit aversiven Situationen in höchster Intensität als Einstieg in die Konfrontationsbehandlung ab. Höhere Akzeptanz weist das graduierte Vorgehen auf, bei dem der Intensitätsgrad von Übung zu Übung zunimmt (Bentz et al., 2009; Hand, 2005).

Beispiel

Historisches Beispiel für eine massierte In-vivo-Exposition

»Ein starker Schall war mir zuwider, krankhafte Gegenstände erregten mir Ekel und Abscheu. Besonders aber ängstigte mich ein Schwindel, der mich jedes Mal befiel, wenn ich von der Höhe herunterblickte. Allen diesen Mängeln suchte ich abzuhelfen, und zwar, weil ich keine Zeit verlieren wollte, auf eine etwas heftige Weise. Abends beim Zapfenstreich ging ich neben der Menge Trommeln her, deren gewaltsame Wirbel und Schläge das Herz im Busen zersprangen mögen. Ich erstieg ganz allein den höchsten Gipfel des Münsterturms und saß in dem sogenannten Hals, wohl eine Viertelstunde lang, bis ich es wagte, wieder heraus in die freie Luft zu treten, wo man auf einer Platte, die kaum eine Elle im Gevierte haben wird, ohne sich sonderlich anhalten zu können, stehend das unendliche Land vor sich sieht, … Dergleichen Angst und Qual wiederholte ich so oft, bis der Eindruck mir ganz gleichgültig war, und ich habe nachher bei Bergreisen und geologischen Studien, bei großen Bauten, wo ich mit den Zimmerleuten um die Wette über die freiliegenden Balken und die Gesimse der Gebäude herlief …« (J. W. Goethe, 1811, aus Dichtung und Wahrheit, 2.Teil, S. 337f)

Ein neuzeitliches, typisch klinisches Beispiel für massierte und prolongierte Exposition (in vivo) wird von Bartling et al. (1980) geschildert:

Beispiel

Massierte Exposition einer Patientin mit Agoraphobie

1. Tag: Straßenbahnfahrt in das Stadtzentrum, Kaufhausbesuch, Fahrstuhlfahrten, Fernsehturm, S- und U-Bahnfahrten, Kinobesuch, volles Restaurant besuchen, Busfahrten im Berufsverkehr, Bahnhofsvorplatz zu Feierabend.

2. Tag: Zugfahrt (alleine, Begleitung in anderem Waggon), fremde Stadt, Fußgängerzone mit vielen Menschen, Turmbesteigung, Eisenbahnbrücke, Kaufhäuser (alleine), Restaurant (alleine), Rückfahrt im Zug (Berufsverkehr), Kleinkunstbühne besucht (voll besetzt).

3. Tag: Autofahrten zunächst in Begleitung, dann alleine (Stadtverkehr, Autobahn, Stau), Autofahrt in abgelegene Gegend (kein Telefon, keine Bekannten), von dort aus Heimfahrt (ohne Begleitung) im Auto; Restaurantbesuch (voll, sehr fein.)

Kontraindikation

Bestehen beim Patienten psychotische Episoden in der Vorgeschichte oder organische Erkrankungen insbesondere des Herz-Kreislauf-Systems, sollte die Durchführung einer In-vivo-Exposition sorgfältig abgewogen werden und vor allem hinsichtlich medizinischer Faktoren Rücksprache mit einem Arzt gehalten werden. Eine weitere Kontraindikation besteht in einer unzureichenden Motivation des Patienten (Hand, 2005). Exposition darf nicht als Mutprobe verstanden werden, nach dem Motto »Augen zu und durch«, sondern es bedarf einer bewussten Entscheidung für dieses Vorgehen und die Bereitschaft, sich mit allen hierbei ablaufenden Vorgängen konstruktiv auseinanderzusetzen. Bei unzureichender Motivation sollte noch einmal Zeit dafür verwendet werden, den Patienten psychoedukativ auf die Expositionsbehandlung vorzubereiten, gegebenenfalls mit kognitiven Interventionen begonnen und mögliche Funktionalitäten der Erkrankung in Erwägung gezogen und bearbeitet werden.

Angsthierarchie

Bevor mit den Expositionsübungen begonnen wird ist es erforderlich, die angstauslösenden Situationen des Patienten zu identifizieren und entsprechend des damit verbundenen Angstniveaus in eine Rangreihe zu bringen. Hierzu bietet es sich an, den Patienten zu fragen, welche Situationen er fürchtet oder vermeidet …

- … aus Angst, dort eine Panikattacke oder panikartige Symptome zu bekommen?
- … weil eine Flucht schwierig sein könnte?
- … weil Hilfe nicht erreichbar sein könnte?

Die identifizierten Situationen können zusammengetragen und hinsichtlich des damit verbundenen Angstniveaus (1–10) eingeschätzt und auf AB 17 in eine Rangreihe

AB 17

gebracht werden (1 = die am wenigsten angstauslösende Situation bis hin zu n = die am meisten angstauslösende Situation). Je nachdem, wozu der Patient bereit ist, kann mit der am wenigsten angstauslösenden Situation begonnen werden oder mit der Situation eingestiegen werden, die die höchste Relevanz für den Patienten aufweist.

Beispiel

Beispiel für eine *ungeordnete* und dann *hierarchisierte* (1–10) Angstreizliste

Überfüllte, volle U-Bahn	1. dunkles Kino / Theater, am Rand sitzen (4)
Alleine in der Wohnung	2. volle Kneipe (5)
Dunkles Kino / Theater	3. dunkles Kino / Theater, in der Mitte sitzen (6)
Geruch von Krankenhaus	4. Konzertsaal mit vielen Leuten (6)
Volle Kneipe	5. auf Ämtern sein (6)
Im Krankenhaus liegen	6. in Schlange warten müssen (7)
Straßenverkehr (rush hour)	7. überfüllte, volle U-Bahn (8)
Konzertsaal (viele Leute)	8. Straßenverkehr (rush hour) (8)
Auf Ämtern sein	9. im Auto hinten sitzen Unfall (8)
In der Badewanne liegen	10. Unfall sehen (9)
Unfall sehen	11. Alleine in der Wohnung (9)
Im Auto hinten sitzen	12. in unbekannter Gegend sein (9)
warten müssen	13. in der Badewanne liegen (10)
Fremde Gegend	14. Geruch von Krankenhaus (10)
	15. Im Krankenhaus (vor / nach OP) liegen (10)

Durchführung der In-vivo-Exposition

Jede Exposition, vor allem zu Beginn, sollte ausführlich therapeutisch geplant und vorbesprochen werden. Dies ist deshalb von hoher Relevanz, da jede Form von Sicherheitsverhalten identifiziert und in der Folge bewusst darauf verzichtet werden sollte. Es bietet sich an, die ersten Expositionen therapeutisch zu begleiten, um zu gewährleisten, dass der Patient das Prinzip der In-vivo-Exposition verstanden hat. Später sollten Expositionen selbstständig vom Patienten durchgeführt werden, da die Anwesenheit des Therapeuten ebenfalls als Sicherheitsverhalten in Betracht gezogen werden muss (Bentz et al., 2009).

AB 18

Um die Planung der In-vivo-Expositionen zu vereinfachen, kann auf AB 18 zurückgegriffen werden. Nachdem eine Übung entsprechend der Angsthierarchie ausgewählt wurde, sollte zunächst das gesunde Zielverhalten konkretisiert werden. Festzulegen ist, wie sich der Patient genau in der Situation verhalten möchte. Dabei ist darauf zu achten, dass jegliches Flucht- oder Vermeidungsverhalten unterlassen wird. Das in der jeweiligen Situation übliche Sicherheitsverhalten sollte identifiziert und im Rahmen des gesunden Zielverhaltens ebenfalls darauf verzichtet werden.

Die Verbindlichkeit und somit die Wahrscheinlichkeit einer Umsetzung wird erhöht, indem direkt bei der Planung festgelegt wird, wann der Patient die Exposition durchführen möchte.

Unmittelbar vor der Übung sollte der Patient sein Angstniveau angeben. Hierzu können im Nachhinein Rückschlüsse über eine möglicherweise erhöhte Erwartungsangst gezogen werden. Während und nach der Exposition soll der Patient ebenfalls auf AB 18 protokollieren, welche Körperempfindungen, Gedanken und Gefühle aufgetreten sind. Auch wenn vorrangig mit Angst oder Panik zu rechnen ist, können sich dennoch auch andere Gefühle einstellen, wie beispielsweise Traurigkeit, Wut oder Stolz, wenn die Exposition bewältigt wurde. Diese Emotionen gilt es dann entsprechend zu explorieren.

Gleichermaßen wie bei der interozeptiven Exposition gibt es bestimmte Prinzipien, die für die Wirksamkeit der In-vivo-Exposition von wesentlicher Bedeutung sind und mit dem Patienten vor der Durchführung besprochen und währenddessen beachtet werden sollten:

- Der Patient sollte keine Techniken zum Angst-Management unmittelbar vor Durchführung der Übungen anwenden (z. B. Atemübungen). Auch sollten keine beruhigenden Medikamente eingenommen werden. Ziel ist es, Angst zu erzeugen!
- Der Patient sollte versuchen, die Gesamtsituation (äußere und intern ablaufende Vorgänge) mit all seinen fünf Sinnen zu erleben und wertfrei wahrzunehmen. Katastrophisierende Bewertungen sollten durch realistischere Gedanken ersetzt werden (z. B.: »Dass ich jetzt körperlich reagiere, ist ein Zeichen meiner Stressreaktion, jedoch kein Hinweis auf Gefahr«).
- Der Patient sollte auf jegliches Sicherheitsverhalten (z. B. Bezugsperson mitnehmen, eine Flasche Wasser oder ein Mobiltelefon bei sich führen) verzichten.
- Der Patient sollte sich während der Übungen nicht ablenken (z. B. Musik hören, an etwas Schönes denken).
- Der Patient sollte sich so lange in der Situation aufhalten, bis die Angst merklich von alleine nachgelassen hat (etwa kleiner gleich 3 im Angstniveau).
- Grundsätzlich sollte dem Patienten kommuniziert werden, dass er die Freiheit besitzt, die Exposition jederzeit ab- bzw. zu unterbrechen. Ist der Patient dazu geneigt, die Übung frühzeitig zu beenden, soll er versuchen, sie so weit wie möglich fortzusetzen.
- Will ein Patient fliehen oder vermeiden, also die Übungen frühzeitig, d. h. noch bei hohem Angstniveau beenden, sollte auf jeden Fall über die Konsequenzen gesprochen werden und dabei auf das anfänglich erarbeitete Angstmodell (Kreislauf, Vermeidung und Flucht als Chronifizierungsgrund) hingewiesen werden.

Damit unser Gehirn umlernt, bedarf es vieler Wiederholungen. Daher ist dringend darauf zu achten, dass der Patient nach der ersten Durchführung einer Exposition diese selbstständig wiederholt, sich hierfür im besten Fall täglich Zeit einräumt. Ein Grund für mangelnde Habituation ist immer auch in einer nicht ausreichenden Übungsfrequenz des Patienten zu suchen.

Nachbesprechung. Therapeutenbegleitete, aber vor allem die selbstständig durchgeführten In-vivo-Expositionen sollten regelmäßig therapeutisch nachbesprochen werden, um die hierbei erworbenen Lernerfahrungen zu explorieren und bei gegebenenfalls neu aufgetretenem Sicherheitsverhalten korrektiv einwirken zu können. Dabei bieten sich unter Bezugnahme auf das Protokoll die folgenden Fragen an:

- Wie hoch war Ihre Anspannung vor der Übung und im Verlauf?
- Welche Körperempfindungen haben Sie bei sich wahrgenommen?
- Welche Gedanken gingen Ihnen durch den Kopf?
- Was haben Sie gefühlt? Gab es neben Angst noch andere Gefühle?
- Wie konkret haben Sie sich in der Situation verhalten? Haben Sie irgendetwas getan, das Sie kurzfristig beruhigt hat?
- Was ziehen Sie aus dieser Übung für ein Fazit? Was haben Sie daraus gelernt?

Auch bietet es sich an, den Patienten den Anspannungsverlauf der einzelnen Expositionen zu einer bestimmten Situation im Nachhinein skizzieren zu lassen, um gemeinsam zu beobachten, wie sich die Angst und deren Verlauf nach wiederholter Exposition verändert.

Ein Beispiel für ein sehr fokussiertes, stark auf Exposition ausgerichtetes Therapieprogramm (s. Kasten) haben wir (Lörch et al., 1999) im Rahmen einer Therapiestudie entwickelt und mit großem Erfolg eingesetzt.

Mainzer Angsttherapie

Beispiel einer 8-wöchigen KVT bei Agoraphobie und Panikstörung (Lörch et al., 1999)

Woche 1 mit zwei jeweils einstündigen Therapiesitzungen:

Anamnese, ICD-Diagnostik, Erarbeitung der Angstentstehung und des Krankheitsverlaufs, Problem- und Verhaltensanalyse, typische Angst- und Vermeidungssituationen, Verhaltenstest, Angsttagebuch führen, Erarbeitung eines individuellen Erklärungsmodells

Woche 2 mit zwei jeweils einstündigen Therapiesitzungen:

Auswertung der Angsttagebücher, weitere Erklärungen und Ableitung der geplanten Verhaltenstherapie, Möglichkeiten der Angstbehandlung vorstellen, Rational für Exposition und Vorgehen (teil-graduiert, doch massiert, keine Vermeidung, Angst kommen lassen) vorstellen, Aufbau einer positiven Therapieerwartung, Erläuterung, dass fortgesetzte tägliche, selbstgesteuerte Übungen und Durchbrechen des Angst-Vermeidungs-Kreislaufs nötig sind, Therapievertrag

Woche 3 mit drei intensiven, mehrstündigen (7–8 Stunden) Übungstagen:

Exposition und Konfrontation zunächst mit internen (Hyperventilation, Drehschwindel, Kniebeugen usw.), dann mit externen (kleine Kammer, Fahrstuhlfahren, hohe Gebäude besteigen, Bus- und Zugfahrten, Kaufhaus und Restaurantbesuche, Autofahrten mit Stau und Tunnel usw.) persönlich angstauslösenden Reizen und Situationen. Der erste Tag verläuft immer unter Begleitung und

Aufsicht des Therapeuten. Meist ist der zweite und auf jeden Fall der dritte Tag schon ohne Begleitung durch den Therapeuten.

Woche 4 bis 8 mit jeweils einer einstündigen Therapiesitzung:

Besprechung und Auswertung der Selbstbeobachtungen (Angsttagebuch) und der täglichen mehrstündigen, selbstständigen Übungen. Anfangs mindestens vier Stunden täglich, dann drei, dann zwei, dann eine Stunde täglich (individuelle Anpassung), Lob, Verstärkung, Anerkennung, Bearbeitung von Schwierigkeiten, Bearbeitung von dysfunktionalen Gedanken und Erinnerungen, Erlernen weiterer Angstbewältigungsstrategien (Selbstinstruktionen, Entspannung oder Achtsamkeit, Tagesgestaltung, Stressreduktion usw.).

6 Entspannungsverfahren

Da Patienten mit Panikstörung und Agoraphobie nicht selten zu einer erhöhten Grundanspannung neigen (Hoehn-Saric et al., 1991; Lynch et al., 1991), kann der Einsatz zusätzlicher Entspannungsverfahren, die darauf abzielen, die körperliche Anspannung und Nervosität abzubauen, sinnvoll sein. Der Nutzen zusätzlicher Entspannungsverfahren in der Behandlung von Patienten mit Panikstörung und Agoraphobie wird jedoch kritisch diskutiert. Entspannungstechniken stellen ein probates Mittel dar, körperliche und psychische Reaktionen mithilfe von Entspannung direkt zu beeinflussen und werden somit zu den Angst-Management-Techniken gezählt. Die hierdurch erworbene Symptomkontrolle steht wiederum im Widerspruch zum kognitiv-verhaltenstherapeutischen Behandlungsrational, nämlich, dass die mit Angst einhergehenden Körperempfindungen zwar unangenehm, jedoch nicht gefährlich sind und ausgehalten werden können (Craske & Barlow, 2007; Lang et al., 2009). Entspannungstechniken könnten als Sicherheitsverhalten »missbraucht« werden, welches zu ungünstigen Lernerfahrungen führen kann (»Hätte ich mich jetzt nicht entspannt, hätte ich sicherlich vor Aufregung einen Herzinfarkt bekommen«). Aus diesem Grund ist vor allem im Zusammenhang mit Expositionsübungen von dem Gebrauch dieser Techniken abzuraten.

Da aus unterschiedlichen Gründen Expositionsübungen jedoch nicht immer eingesetzt werden können (vgl. Kontraindikation) und der Einsatz verschiedener Entspannungstechniken vor allem bei starken – von zusätzlichen Stimuli unabhängigen – Grundanspannungszuständen hilfreich sein kann, sollen an dieser Stelle zwei Methoden beschrieben werden, die im Zusammenhang mit Panikstörung und Agoraphobie am häufigsten zur Anwendung kommen.

6.1 Progressive Muskelentspannung

Die Progressive Muskelentspannung (PMR = progressive muscle relaxation) wurde Ende der 1920er Jahre durch den amerikanischen Physiologen Edmund Jacobsen entwickelt (Jacobson, 1938). Ihr Grundprinzip besteht darin, einzelne Muskelgruppen in einer bestimmten Reihenfolge zunächst willentlich anzuspannen und dann zu lockern. Der Übende soll hierbei seine Aufmerksamkeit voll und ganz auf den Unterschied zwischen An- und Entspannung lenken. Durch den hieraus resultierenden Kontrasteffekt kommt es zu einem schnellen und intensiven Entspannungsgefühl.

Im Laufe der Jahre haben sich verschiedene, leicht abgewandelte PMR-Formen daraus abgeleitet, die sich vor allem durch einen reduzierten Trainingsaufwand im Vergleich zur Originalversion auszeichnen. Häufige Anwendung findet die Version von Bernstein und Borkovec (1992), deren Anleitung im unteren Kasten sowie auf

AB 19 vorzufinden ist. Es bietet sich an, dass der Therapeut die PMR-Instruktion beim ersten Mal im Rahmen der Therapiesitzung vorliest und den Patienten auf diese Weise anleitet. Somit können mögliche Fragen des Patienten zum Vorgehen geklärt werden.

AB 19

Instruktion zur Progressiven Muskelentspannung (in Anlehnung an Bernstein & Borkovec, 1992)

Setzen Sie sich möglichst bequem hin, Ihre Füße sollten festen Kontakt zum Boden haben.

In der Folge werden Sie dazu angeleitet, nacheinander einzelne Muskelgruppen für kurze Zeit anzuspannen (5–7 Sekunden). Sie fühlen den Druck, die Spannung, die Muskeln arbeiten ganz stark. Die Anspannung sollte spürbar, aber nicht schmerzhaft sein.

Lassen Sie dann wieder locker und entspannen Sie sich. Fühlen Sie, wie sich die Entspannung und die Ruhe immer weiter ausbreiten (45–60 Sekunden).

Folgen Sie diesem Muster aus Anspannung und Entspannung nun für die folgenden Muskelgruppen.

Arme

(1) Spannen Sie zunächst die Muskeln der rechten Hand und des rechten Unterarms an, indem Sie die Hand zur Faust ballen.
(2) Spannen Sie die Muskeln Ihres rechten Oberarms an, indem Sie den Ellenbogen anwinkeln. Spannen Sie den Bizeps an.
(3) Spannen Sie die Muskeln der linken Hand und des linken Unterarms an, indem Sie die Hand zur Faust ballen.
(4) Spannen Sie die Muskeln Ihres linken Oberarms an, indem Sie den Ellenbogen anwinkeln. Spannen Sie den Bizeps an.

Gesicht und Nacken

(5) Spannen Sie die Stirnmuskulatur an, indem Sie Ihre Augenbrauen so weit hochziehen, wie Sie können, und legen Sie Ihre Stirn in Falten.
(6) Spannen Sie die Muskeln in der Mittelpartie Ihres Gesichts an, indem Sie die Augen fest schließen und die Nase rümpfen.
(7) Spannen Sie die Muskeln der unteren Gesichtspartie an, indem Sie Lippen und Zähne fest aufeinander pressen und die Zunge nach oben drücken.
(8) Spannen Sie Ihre Nackenmuskeln an. Es gibt dort viele Muskeln, die Ihren Hals in verschiedene Richtungen ziehen. Spannen Sie alle Muskeln an, indem Sie versuchen, Ihren Hals in alle vier Richtungen gleichzeitig zu bewegen. Wenn Sie das tun, kann sich Ihr Hals nicht bewegen, aber Sie spüren das Zittern, weil alle Muskeln gegeneinander zerren.

Rumpf

(9) Spannen Sie die großen Muskeln der oberen Rückenpartie an, indem Sie die Schultern nach hinten drücken, als ob Sie sie hinter sich berühren wollten.
(10) Spannen Sie Ihre Bauchmuskeln an.

Beine

(11) Spannen Sie die Oberschenkelmuskeln Ihres rechten Beines an. Ähnlich wie im Nackenbereich gibt es auch im Oberschenkel viele Muskeln, die gegeneinander arbeiten. Sie können sie alle auf einmal anspannen, indem Sie das rechte Bein etwas anheben und den Oberschenkel hart machen.

(12) Spannen Sie die rechte Wade an, indem Sie Ihren Fuß und Ihre Zehenspitzen nach vorne richten. Dehnen Sie nicht zu stark, denn dieser Muskel verkrampft sich leicht.

(13) Spannen Sie Ihren rechten Knöchel und Ihr Schienbein an, indem Sie Füße und Zehen gegen Ihr Gesicht richten.

(14) Spannen Sie die Oberschenkelmuskeln Ihres linken Beines an. Ähnlich wie im Nackenbereich gibt es auch im Oberschenkel viele Muskeln, die gegeneinander arbeiten. Sie können sie alle auf einmal anspannen, indem Sie das linke Bein etwas anheben und den Oberschenkel hart machen.

(15) Spannen Sie die linke Wade an, indem Sie Ihren Fuß und Ihre Zehenspitzen nach vorne richten. Dehnen Sie nicht zu stark, denn dieser Muskel verkrampft sich leicht.

(16) Spannen Sie Ihren linken Knöchel und Ihr Schienbein an, indem Sie Füße und Zehen gegen Ihr Gesicht richten.

Im Anschluss an die PMR erweist es sich als sinnvoll, die gesammelten Eindrücke kurz mit dem Patienten nachzubesprechen.

- Welche Körperempfindungen hat der Patient während der Übung bei sich wahrgenommen (z. B. Schwere, Kribbeln, Wärme)?
- Gab es bestimmte Schwierigkeiten?
- Wie hoch wird die Entspannung nach Durchführung eingeschätzt (0–10)?

Um einen tiefergreifenden Nutzen zu erzielen, ist es nötig, dass der Patient die Methode selbstständig regelmäßig, bestenfalls zweimal täglich, zuhause durchführt. Dies kann erleichtert werden, indem er sich beispielsweise die Instruktion als Audiodatei aufnimmt. Alternativ werden bereits vorgefertigte Aufnahmen von einigen Krankenkassen kostenfrei zur Verfügung gestellt. Die gewonnenen Eindrücke sollen mittels Entspannungsprotokoll auf AB 20 festgehalten und in der Therapiestunde nachbesprochen werden.

AB 20

6.2 Angewandte Entspannung

Die Angewandte Entspannung (AE) stellt eine Weiterentwicklung der PMR dar, die von Lars-Göran Öst (1987) entwickelt wurde. Ziel dieser Technik ist es, dem Patienten Fertigkeiten zu vermitteln, mit denen er (1) Frühwarnzeichen der Angst erkennen und (2) aufkommende Angst mithilfe schnell induzierter Entspannung bewältigen kann, anstelle sich durch sie überwältigt zu fühlen. Das Vorgehen erfolgt hierbei stufenweise.

Aufklärung. Zunächst erfolgt eine Aufklärung des Patienten, bei der der Patient über Grundannahmen, Ziele und Vorgehen der Methode aufgeklärt wird.

Selbstbeobachtung. Zur Identifikation von Frühwarnzeichen der Angst soll der Patient seine Angstreaktionen mittels Selbstbeobachtungsbögen protokollieren. Hierbei kann stufenweise vorgegangen werden. Beispielsweise soll er in der ersten Woche zunächst Zeitpunkt, Situation und Intensität der Angstreaktion (0–10) beschreiben, in der zweiten Woche zudem seine Reaktion mit Fokus auf die frühesten Anzeichen angeben (Was haben Sie gefühlt?) und in der dritten Woche schließlich sein darauffolgendes Verhalten (Was haben Sie getan?).

Progressive Muskelentspannung. In der Folge wird dem Patienten die PMR-Kurzform, z. B. nach Bernstein und Borkovec (1992), vermittelt. Die im oberen Kasten beschriebenen Muskelgruppen sollen jeweils für 5 Sekunden angespannt und dann für 10 bis 15 Sekunden wieder gelockert werden. Im Anschluss wird die Übung wie oben beschrieben nachbesprochen und der Patient gebeten, die PMR zweimal täglich zuhause durchzuführen. Die Erfahrungen sollen mittels Protokoll (vgl. AB 20) festgehalten werden.

Ausschließlich lockernde Entspannung. Nachdem der Patient in PMR geübt ist (i. d. R. nach etwa 3–4 Sitzungen), besteht das nächste Ziel darin, die für die Entspannung benötigte Zeit von 15 bis 20 Minuten auf 5 bis 7 Minuten zu verkürzen. Hierzu soll der Patient lernen, die einzelnen Muskelgruppen lediglich zu entspannen, ohne sie im Vorhinein anzuspannen. Der Patient wird dazu mithilfe der folgenden Instruktion angeleitet (frei übersetzt nach Öst, 1987):

»Atmen Sie ruhig, mit regelmäßigen Atemzügen und spüren Sie, wie Sie sich mit jedem Atemzug mehr und mehr entspannen … Lassen Sie einfach los … Entspannen Sie Ihre Stirn … Ihre Augenbrauen … die Augenlider … die Wangen … Ihre Zunge und den Rachen … die Lippen … Ihr gesamtes Gesicht … Entspannen Sie Ihren Nacken … Ihre Schultern … die Arme … Hände … bis hin zu Ihren Fingerspitzen … Atmen Sie ruhig und regelmäßig in Ihren Bauch hinein … Lassen Sie Ihre Entspannung sich auf Ihren Bauch ausweiten … auf Ihre Taille und Ihren Rücken … Entspannen Sie den unteren Teil Ihres Körpers … Ihr Gesäß … die Oberschenkel … die Knie … Ihre Waden … die Füße … bis hin zu Ihren Zehenspitzen … Atmen Sie ruhig und regelmäßig und spüren Sie, wie Sie sich mit jedem Atemzug weiter entspannen … Nehmen Sie einen tiefen Atemzug und halten Sie Ihren Atem für wenige Sekunden kurz an … lassen Sie dann Ihren Atem wieder fließen … ganz langsam … Nehmen Sie wahr, wie Sie nach und nach entspannen.«

Sollte der Patient in einer der genannten Regionen eine Verspannung wahrnehmen, wird er instruiert, die jeweilige Muskelgruppe kurz anzuspannen und sie dann wieder zu lösen. Die Phase der ausschließlich lockernden Entspannung wird auf ca. ein bis zwei Wochen begrenzt.

Stichwort-gelenkte Entspannung. Das Ziel dieser Stufe ist es, eine Konditionierung zwischen einem bestimmten Stichwort (z. B. »Entspannen«, »Ruhig«) und dem Zustand der Entspannung herzustellen. Hierzu wird der Fokus auf die Atmung gelenkt. Zunächst wird die Instruktion zur ausschließlich lockernden Entspannung vorgelesen. Der Patient erhält die Aufgabe, mit seinem Zeigefinger ein Zeichen zu geben, sobald er sich in einem Zustand tiefer Entspannung befindet. Sobald dies der Fall ist, gibt der Therapeut gekoppelt an das Atemmuster des Patienten die Instruktion »Einatmen«, kurz bevor dieser einatmet sowie die Instruktion »Entspannen«, kurz bevor der Patient ausatmet. Dies wird fünfmal wiederholt, bevor der Patient dazu instruiert wird, in Anlehnung an sein Atemmuster an entsprechender Stelle die Schlüsselwörter »Einatmen« und »Entspannen« selbstständig lautlos zu denken. Nach etwa einer Minute wird der Patient erneut durch den Therapeuten unterstützt, indem dieser die Instruktionen »Einatmen« und »Entspannen« an entsprechender Stelle vier- bis fünfmal wiederholt und den Patienten wieder selbstständig für einige Minuten die Übung fortsetzen lässt. Da es einige Patienten als schwierig empfinden, das Einatmen mit dem Schlüsselwort »Einatmen« zu verknüpfen, kann man sich in diesen Fällen auf das eigentlich zu konditionierende Schlüsselwort »Entspannen« beim Ausatmen beschränken. Nach der Stichwort-gelenkten Entspannung wird der Patient gebeten, die hierfür benötigte Zeit einzuschätzen. Viele Patienten überschätzen diese und können damit verstärkt werden, indem ihnen die tatsächliche Zeit zurückgemeldet wird. Nach circa 10 bis 15 Minuten sollte die oben beschriebene Stichwortgelenkte Entspannung wiederholt werden.

Insgesamt sind ca. ein bis zwei Wochen Übung nötig, bis diese Stufe der AE gut beherrscht wird und zur nächsten Stufe übergegangen werden kann.

Differentielle Entspannung. Da das wesentliche Ziel darin besteht, die AE nicht nur zuhause im bequemen Sessel, sondern in jeglicher Situation anwenden zu können, wird dem Patienten im Rahmen der nun beschriebenen Stufe vermittelt, in verschiedenen Situationen zu entspannen und hierbei die für die jeweilige Aktivität nicht benötigten Muskelgruppen locker zu lassen.

Begonnen wird hierbei mit der Stichwort-gelenkten Entspannung, d. h. der Patient wird dazu instruiert, von Kopf bis Fuß zu entspannen und hierbei auf Verspannungen im Körper zu achten, während er in einem Sessel bzw. Stuhl mit Rücken- und Armlehne sitzt. Dann wird er gebeten, verschiedene Bewegungen mit bestimmten Körperteilen durchzuführen, während er sich gleichzeitig darauf konzentriert, den Rest des Körpers entspannt zu halten und diesen immer wieder nach Verspannungen absucht. Beispielsweise soll er die Augen öffnen und sich im Raum umschauen, hierbei jedoch nichts weiter als die Augen bewegen. Oder sich umsehen und hierbei den Kopf bewegen; den rechten bzw. linken Arm, den Fuß, das Bein anheben. Während der Therapeut diese Instruktionen vorgibt, sollte er den Patienten immer wieder darin bestärken, diejenigen Körperteile, die nicht an der Bewegung beteiligt sind, zu entspannen. Dies ist vor allem an der Stelle von Relevanz, an der die Arme, Füße oder Beine angehoben werden. Im Anschluss werden möglicherweise aufgetretene Schwierigkeiten besprochen.

Dieselbe Übung wird in der Folge an wechselnden Orten bzw. während unterschiedlichen Aktivitäten durchgeführt: auf einem gewöhnlichen Stuhl, an einem Schreibtisch sitzend, währenddessen schreibend oder telefonierend, beim Stehen oder Gehen. Beim Stehen ist darauf zu achten, dass der Patient vor einer Wand (jedoch nicht daran angelehnt) steht, da sich manche Patienten während der Übung etwas wackelig auf den Füßen fühlen. Beim Gehen beginnt die Übung zunächst damit, im Stehen zu entspannen. Sobald der Patient den Entspannungszustand erreicht, beginnt er zu gehen und soll versuchen, hierbei so entspannt wie möglich in den Körperteilen zu sein, die beim gewöhnlichen Gehen nicht verwendet werden.

Schnelle Entspannung. Das Ziel dieser Stufe besteht darin, dem Patienten beizubringen, in alltäglichen, nicht belastenden Situationen zu entspannen und die hierfür benötigte Zeit noch weiter zu reduzieren. Am Ende dieser Stufe sollte es möglich sein, innerhalb von 20 bis 30 Sekunden zu entspannen.

Um dieses Ziel zu erreichen, ist es erforderlich, dass der Patient 15- bis 20-mal in alltäglichen Situationen entspannt. Hierzu ist es hilfreich, einen Hinweisreiz zu vereinbaren, der in der Folge dazu verwendet wird, Entspannung einzuleiten (z. B. jedes Mal, wenn der Patient auf die Uhr schaut, einen Telefonanruf tätigt, einen Schrank öffnet). Um den Aufforderungscharakter zu erhöhen, können entsprechende Hinweisreize durch einen farbigen Punkt gekennzeichnet werden. Während der Entspannung wird der Patient dazu instruiert, das Folgende zu tun:

(1) Einen bis drei tiefe Atemzüge nehmen und langsam ausatmen,
(2) vor jedem Ausatmen »Entspannen« denken und
(3) den Körper nach möglichen Verspannungen absuchen und versuchen, sich in der jeweiligen Situation so gut es geht zu entspannen.

In dieser Phase sollte der Patient auch einzelne Zeiten auswählen, in denen er sich gestresst fühlt und dann die Stichwort-gelenkte Entspannung anwenden. Nach ein bis zwei Wochen Übung im Rahmen dieser Stufe sind die meisten Patienten in der Lage, innerhalb von 20 bis 30 Sekunden zu entspannen.

Anwendungstraining

Nach acht bis zehn Sitzungen und regelmäßigen selbstständigen Übungen zuhause sollte der Patient in der Lage sein, die AE zur Bewältigung von Ängsten in alltäglichen Situationen anzuwenden. Öst (1987) weist darauf hin, dass der Patient darauf vorbereitet werden sollte, dass wie bei jeder erlernten Fertigkeit regelmäßige Übung vonnöten ist und nicht erwartet werden darf, dass die erste Anwendung bereits vollkommen erfolgreich verläuft.

Das Anwendungstraining umfasst etwa zwei bis drei Sitzungen, in denen der Patient für eine kurze Zeitspanne von 10 bis 15 Minuten einer Reihe angstauslösender Situationen ausgesetzt wird. Das Ziel hierbei besteht darin, dem Patienten zu vermitteln, dass er die Angst kontrollieren kann. Der Therapeut nimmt hierbei die Rolle eines Sport-Coaches ein, der den Patienten ermutigt, noch einmal zu entspannen, bevor er sich in die Situation begibt, die ersten physiologischen Anzeichen der Angst zu beobachten und diesen entgegenzuwirken, indem er gezielt die Angewandte Entspannung einsetzt.

Im Vergleich zur Exposition in vivo dauert die Konfrontation mit 10 bis 15 Minuten deutlich kürzer an. Ziel ist es nicht, abzuwarten, bis die Angst von alleine nachgelassen hat, sondern realistische Übungsmöglichkeiten zu bieten, in denen der Patient die AE einsetzen kann, um hiermit Angst zukünftig besser zu bewältigen. Daher sollten in dieser Phase so viele angstauslösende Situationen wie möglich zusammengefasst werden. Im Zusammenhang mit Panikstörung und Agoraphobie bietet es sich an, den Patienten z. B. hyperventilieren oder eine körperlich anstrengende Übung durchführen zu lassen und dann die AE einzusetzen. Auch können für das Anwendungstraining die agoraphobischen Situationen gezielt aufgesucht werden.

Um Informationen darüber zu erhalten, in welchen angstauslösenden Situationen die AE eingesetzt wird, wie effektiv sie war und ob in unterschiedlichen Situationen unterschiedliche Effekte erzielt werden, bietet es sich an, dass der Patient einen Selbstbeobachtungsbogen (AB 21) während des Anwendungstrainings ausfüllt.

AB 21

Ebenso wie bei allen anderen Fertigkeiten ist es auch bei der AE wichtig, im Üben zu bleiben. Der Patient sollte die Gewohnheit entwickeln, mindestens einmal am Tag seinen Körper nach möglichen Verspannungen abzusuchen und dann die *Schnelle Entspannung* anzuwenden. Zudem wird empfohlen, die *Differentielle* oder die *Schnelle Entspannung* zweimal wöchentlich auch unabhängig von Verspannungen durchzuführen. Trotz erworbener Fertigkeit sollte vermittelt werden, dass Ängste immer wieder auftreten können und ein Rückfall die Chance bietet, die AE erneut zu üben (Öst, 1987).

7 Weitere wichtige Aspekte

7.1 Berücksichtigung der Funktionalität

Wie bereits in Abschnitt 2.3 beschrieben, erfüllt die Panikstörung und Agoraphobie beim Betroffenen oft auch eine gewisse Funktion. Das heißt, dass sich hieraus nicht nur Nachteile ergeben, sondern der Patient in seiner Krankenrolle auch gewisse Vorteile erfährt. Dies trägt zur Aufrechterhaltung der Erkrankung bei und sollte im Rahmen der Behandlung dringend berücksichtigt werden.

Identifikation funktionaler Aspekte

Spätestens wenn der Patient trotz ausführlicher Psychoedukation Schwierigkeiten aufweist, sich auf das therapeutische Vorgehen einzulassen oder wenn die oben beschriebenen störungsspezifischen Verfahren mittelfristig keine Erfolge erzielen, ist eine Analyse funktionaler Aspekte indiziert. Mithilfe von AB 22 lassen sich neben den Nachteilen auch mögliche Vorteile der Erkrankung aufdecken. Zur Aufrechterhaltung einer tragfähigen therapeutischen Beziehung ist es zentral, dass der Betroffene hierbei nicht das Gefühl vermittelt bekommt, dass er Symptome lediglich »produziert«, um daraus einen persönlichen Nutzen zu ziehen. Er sollte stets auch in seinem Leid validiert werden, das hierbei nicht infrage gestellt werden sollte.

AB 22

Bearbeitung funktionaler Aspekte

Die Bearbeitung der identifizierten funktionalen Aspekte ist selbstverständlich davon abhängig, was mithilfe der Symptomatik vermieden bzw. erzielt wird und an welchen Kompetenzen es dem Patienten fehlt, in angemessenerer Weise mit der Situation umzugehen. Nicht selten weisen Patienten mit Panikstörung und Agoraphobie interpersonelle Probleme auf (Marcaurelle et al., 2003), die Ursache, aber auch Folge der Paniksymptomatik sein können und einer spezifischen Behandlung in der Therapie bedürfen. In der Folge werden klassische Beispiele für Funktionalitäten im Zusammenhang mit Panikstörung und Agoraphobie geschildert und ein möglicher Umgang mit diesen beschrieben.

Kontakt und Zuneigung. Ein möglicher Vorteil der panikspezifischen Symptomatik könnte darin liegen, dass der Betroffene hierüber Aufmerksamkeit und Zuneigung in seinem sozialen Umfeld erfährt. Vielleicht hält er den Kontakt zu Angehörigen hierüber aufrecht, welcher unter anderen Umständen vielleicht nachgelassen hätte. Ein mögliches Defizit könnte darin liegen, dass es dem Patienten nicht möglich ist, eigene Bedürfnisse wahrzunehmen und zum Ausdruck zu bringen (z. B. »Ich wünsche mir mehr Kontakt«). Dies wiederum lässt sich durch Rollenspiele einüben, in denen es beispielsweise um das Formulieren freundlich-dominanter »Ich-Botschaften« geht. Ein weiteres Ziel könnte darin bestehen, die Fähigkeit des Patienten, neue Kontakte zu knüpfen und aufrechtzuerhalten, auszubauen. Wo lassen sich neue Bekanntschaften machen? Wie spreche ich eine Person an? Wie halte ich ein Gespräch aufrecht? Was ist zu tun, damit Beziehungen längerfristig bestehen bleiben? Weiterführende Informationen und Behandlungsvorschläge finden sich in spezifischen Behandlungsmanualen zum Training sozialer Kompetenzen (z. B. Alsleben & Hand, 2013).

Abgrenzung. Ist ein Patient nicht in der Lage, sich bei zunehmenden Anforderungen und Belastungen abzugrenzen, so kann eine panikspezifische Symptomatik mit ggf. bestehender agoraphober Vermeidung dazu führen, dass er die Herausforderung der Abgrenzung umgeht, da er »dank« seiner Symptomatik nicht mehr in der Lage ist, seinen Aufgaben nachzukommen. Ist dies der Fall, sollte dringend das Ziel verfolgt werden, sich abgrenzen zu lernen, Nein zu sagen bzw. bei Überforderung Unterstützung einzuholen und um Hilfe zu bitten. Auch diese Fertigkeit lässt sich klassischerweise gut in wiederholten Rollenspielen einüben. Es erscheint sinnvoll, in Abhängigkeit des Schwierigkeitsniveaus eine Hierarchie mit realen Übungssituationen zu erarbeiten, mithilfe derer das gelernte Verhalten Schritt für Schritt in den Alltag des Patienten übertragen werden kann (z. B. erst die Tochter bitten, beim Abwasch behilflich zu sein; dann sich gegenüber der Freundin abgrenzen, die darum bittet, bei deren Umzug zu helfen; dann dem Chef mitteilen, dass das aktuelle Arbeitspensum zu hoch ist und bis nächste Woche nur die Hälfte machbar ist).

Umgang mit Konflikten. Eine akute Paniksymptomatik kann dazu führen, dass bestehende Konflikte »auf Eis gelegt« und damit vermieden werden. Zum Beispiel erfährt ein Patient, dessen Partnerin in der Absicht war, sich von ihm zu trennen, durch die plötzliche Verschlechterung seines Zustands einen Aufschub. Die die Beziehung belastenden Themen werden aus Rücksicht auf den Betroffenen nicht mehr besprochen, die Trennung vorerst »vertagt«. Häufig lassen sich bei genauerer Betrachtung mangelnde Fertigkeiten im angemessenen Ausdruck von Gefühlen sowie defizitäre Kommunikationsfertigkeiten eruieren, deren Aufbau in diesem Fall zielführend erscheint. Neben Kommunikationsanalysen (wie läuft die Kommunikation zwischen den Parteien in Zusammenhang mit Konflikten ab?) sollte auch hier mittels Rollenspiel angemessenes Konfliktverhalten eingeübt werden. Hierbei ist vor allem auf die Verwendung von Ich- (Was sind meine Gedanken, Gefühle, Bedürfnisse, Erwartungen und Wünsche in dieser Situation?) anstelle von Du-Botschaften (meist vorwurfsvoll) zu achten. Weitere Vorschläge zum angemessenen Umgang mit Konflikten lassen sich dem Ansatz der Interpersonellen Psychotherapie entnehmen (z. B. Schramm, 2010).

Umgang mit Problemen. In manchen Fällen wird deutlich, dass es dem Patienten an angemessenen Problemlösestrategien fehlt und die Paniksymptomatik den Patienten davor schützt, sich konstruktiv mit seinen tatsächlich vorhandenen Problemen auseinanderzusetzen. Beispielsweise entwickelt eine Patientin im Rahmen einer Arbeitslosigkeit eine Paniksymptomatik, die dazu führt, dass das Problem der Arbeitslosigkeit zunächst verschoben wird, eine Lösung jedoch ausbleibt. Oder aber ein Patient steht vor dem Problem, dass er seine Wohnung räumen muss und eine neue Unterkunft benötigt oder er bezüglich eines bestimmten Sachverhaltes immer wieder mit einem Angehörigen in Konflikt gerät. Um Patienten darin zu unterstützen, ihre Probleme konstruktiv zu lösen, bietet sich ein Problemlösetraining (z. B. Kanfer et al., 2006) an. Hierbei werden die Patienten Schritt für Schritt dazu angeleitet, ihre Probleme zu analysieren, in kleinere, besser zu bewältigende Teilschritte zu zerlegen, Lösungen zu produzieren, auszuwählen sowie auszuprobieren und den Problemlöseprozess entsprechend des beurteilten Ausgangs anzupassen (vgl. Kasten).

Problemlösetraining (in Anlehnung an Kanfer et al., 2006)

1. Schritt: Problembeschreibung. Was genau ist das Problem? Wie äußert sich dieses genau im Verhalten, auf emotionaler, gedanklicher und körperlicher Ebene? Welche Personen sind hierbei involviert? Wann bzw. wie häufig tritt es auf?

2. Schritt: Problemanalyse. Wie lange besteht das Problem schon? Wie ist das Problem entstanden? Welche Bedingungen halten das Problem aufrecht? Welche Konsequenzen hat das Problem für das Leben des Patienten? Welche Versuche hat er bereits unternommen, um das Problem zu lösen? Warum hat es nicht funktioniert?

3. Schritt: Zielanalyse. Was für ein Ziel hat der Patient? Was konkret wünscht er sich? Wie lässt sich dieses Ziel in kleinere, überschaubare Teilziele zerlegen? Sind diese realistisch?

4. Schritt: Lösungs- und Veränderungsplanung. Welche Lösungswege gibt es für die einzelnen Teilziele? Zunächst Zusammentragen aller möglichen Lösungsideen, ohne diese vorschnell abzulehnen.

Im Anschluss Bewertung der einzelnen Lösungswege danach, wie gut diese durchführbar sind, hinsichtlich ihrer kurz- und langfristigen Konsequenzen und ob dadurch irgendwelche neue Probleme entstehen könnten. Entscheidung für den am besten beurteilten Lösungsweg.

5. Schritt: Ausprobieren des Lösungswegs. Umsetzung des ausgewählten Lösungswegs in die Realität. Ggf. Einübung des hierfür nötigen Verhaltens im Rollenspiel. Protokollierung, was Patient genau getan hat und mit welchem Ergebnis.

6. Schritt: Bewertung des Ergebnisses. Was war bei der Umsetzung des Lösungswegs erfolgreich, was weniger? Inwieweit wurden Fortschritte bei der Lösung des Problems erreicht? Welche Konsequenzen hatte die Durchführung des gewählten Lösungswegs auf das Umfeld des Patienten?

7. Schritt: Transferplanung. Welche Aspekte dieser Lösung könnten auch für andere (Teil-)Probleme erfolgreich eingesetzt werden?

AB 23 beinhaltet die einzelnen Schritte der Problemlösung, die gemeinsam mit dem Patienten erarbeitet werden sollten. Da es sich um ein strukturiertes Vorgehen handelt, das als prinzipieller Rückkoppelungsprozess zu verstehen ist, können die einzelnen Schritte nicht immer linear aufeinander folgen. Treten während des Problemlöseprozesses neue Probleme auf oder werden Ziele einzelner Schritte nicht erreicht, muss zu einem früheren Teilschritt zurückgekehrt werden. Des Weiteren handelt es sich um einen interaktionistischen Prozess zwischen Patient und Therapeut, das heißt, dass alle AB 23

Einschätzungen, Sichten, Wertungen, Inhalte usw. zwischen Therapeut und Patient sofort abgeglichen und überprüft werden sollten, um Missverständnisse schnell aufzuheben und Probleme sowie Überforderungen zu erkennen (Liebeck, 2015).

7.2 Rückfallprophylaxe

Im Rahmen der Rückfallprophylaxe sollten Patienten darauf vorbereitet werden, dass es trotz einer Symptomverbesserung während der Therapiephase zukünftig zu Rückfällen in Form von erneuten Panikattacken und agoraphoben Vermeidungsverhalten kommen kann. Dies ist darauf zurückzuführen, dass das während der Exposition erfolgte

Tabelle 7.1 Beispiele im Rahmen der Rückfallprophylaxe einer Studentin mit Panikstörung und Agoraphobie

Situationen, die aktuell noch schwierig sind bzw. zukünftig Panikattacken oder Vermeidungsverhalten auslösen könnten	Bisher gelernte Strategien – was wäre hier hilfreich? Andere Strategien
Alleine ins Ausland verreisen	▶ Aufdecken meiner konkreten Ängste, wenn ich alleine ins Ausland reise und diese hinterfragen, hilfreichere Alternativgedanken dazu entwickeln ▶ Tägliche Achtsamkeitsübungen wieder einführen, z. B. achtsames Spazieren gehen, körperliche Angstreaktionen tolerieren lernen ▶ Graduierte Exposition: erst einen Städtetrip über das Wochenende alleine nach Hamburg, dann einen einwöchigen Urlaub alleine nach Frankreich, dann eine 10-tägige Flugreise alleine auf die Kanarischen Inseln, hierbei Notfallmedikamente zuhause lassen!
Jobsuche nach abgeschlossenem Studium im nächsten Sommer	▶ Problemlöseschema für die Jobsuche verwenden ▶ Falls wieder Panikattacken mit Schwindelgefühl auftreten: tägliche Übungen (um die eigene Achse drehen, Kopf hin und her schütteln) bis Angst auf 3 sinkt
Streit mit meinem Partner	▶ Meinem Partner als Ich-Botschaft sagen, was ich denke und fühle, was ich mir in der bestimmten Situation von ihm wünsche ▶ Unterstützung bei meiner Freundin Annie suchen ▶ Mich durch schöne Aktivitäten (z. B. Eis essen) ablenken

Löschungslernen zwar eine Hemmung der Angst, jedoch kein Vergessen einst gelernter Stimulus-Reaktion-Verknüpfungen bewirkt. Vor allem in stressreichen Situationen kann es zu einem Wiederauftreten der Angstsymptomatik kommen.

Um den Patienten auf mögliche Rückfälle vorzubereiten, sollten zum Therapieende hin aktuell noch schwierige Situationen (z. B. alleine ins Ausland verreisen, mit dem Auto in den Urlaub fahren) sowie potenzielle zukünftige Rückfallsituationen (z. B. Beginn der neuen Arbeitsstelle, Umzug, Konflikte mit Partner) antizipiert werden und gemeinsam erarbeitet werden, welche der bisher gelernten Strategien oder darüber hinaus gehende Strategien für die jeweilige Situation hilfreich sein könnten (s. Tab. 7.1). Hierfür kann auf AB 24 zurückgegriffen werden.

AB 24

7.3 Einbezug von Angehörigen

Der Einbezug von Angehörigen stellt in der Behandlung der Panikstörung und Agoraphobie einen relevanten Baustein dar. Viele Angehörige sind im Umgang mit ihren betroffenen Angehörigen verunsichert. Häufig bestehen auch bei ihnen für die panikspezifische Symptomatik medizinisch-organische Erklärungsmodelle, die nicht selten dazu führen, dass der Betroffene aus falscher Rücksichtnahme geschont und somit in seinem Vermeidungsverhalten verstärkt wird sowie in Folge von Panikattacken wiederholt ärztliche Maßnahmen eingefordert werden.

Psychoedukation

Aus oben genannten Gründen ist es unerlässlich, die Angehörigen des Patienten hinsichtlich Symptomatik, verursachende sowie aufrechterhaltende Faktoren der Panikstörung und Agoraphobie in Kenntnis zu setzen (vgl. INFO 8). Dies sollte aufgrund seiner Fülle an teils auch verzerrter Information nicht ausschließlich dem Internet überlassen werden, sondern im Rahmen eines oder mehrerer therapeutischer Angehörigengespräche erfolgen.

INFO 8

So sollten Angehörige darüber informiert werden, dass es bei Panikattacken zu einer übermäßigen Stressreaktion kommt, die sich durch ein plötzliches Auftreten verschiedener körperlicher Symptome und intensiver Angst auszeichnet. Diese Symptome sind zwar äußerst unangenehm, jedoch stellen Sie keine tatsächliche Gefahr dar. Auch wenn Panikattacken durchaus einen angsteinflößenden Charakter haben und bei Betroffenen und Angehörigen Sorgen über mögliche körperliche Ursachen auslösen, so liegt meist kein zugrundeliegendes körperliches Problem vor. Wurden körperliche Ursachen ausgeschlossen und eine Panikstörung diagnostiziert, so sollten Angehörige bei einer Panikattacke versuchen, möglichst ruhig zu bleiben und sich in Erinnerung rufen, dass es sich hierbei lediglich um eine übermäßige Stressreaktion handelt, die nach wenigen Minuten von alleine nachlässt. Das Konsultieren eines Arztes ist nicht nötig, kann im Gegenteil eher dazu führen, dass die Erkrankung langfristig aufrechterhalten wird.

Angehörige sollten über das typischerweise resultierende Vermeidungs- und Sicherheitsverhalten bei Angstpatienten sowie dessen kurz- und langfristige Folgen aufgeklärt werden. In diesem Zusammenhang ist es wichtig, darauf zu verweisen, dass sich eine Schonung des betroffenen Angehörigen aus falscher Rücksichtnahme kontraproduktiv auswirkt.

Gleichzeitig sollte betont werden, dass die Symptome des Patienten und damit verbundenes Vermeidungsverhalten sich nicht lediglich darauf zurückführen lassen, dass der Betroffene sich »anstellt«. Die Konfrontation mit den eigenen Ängsten stellt keine einfache Aufgabe dar und ist mit viel Kraft und Anstrengung für den Betroffenen verbunden. Daher erhält er in der Therapie Unterstützung und Strategien, wie er mit diesen Ängsten umgehen kann.

Angehörige sollten darauf hingewiesen werden, geduldig zu sein. Verhaltensänderungen sind anstrengend und benötigen ihre Zeit. Zudem werden sie ermutigt, ihren betroffenen Angehörigen auch für kleine Fortschritte zu loben.

Im Rahmen der Information von Angehörigen kann über INFO 8 hinausgehend auf dieselben Materialien – insbesondere AB 1, INFO 2, INFO 3, AB 3 und INFO 7 – zurückgegriffen werden, die bereits in der Psychoedukation des Patienten genutzt wurden.

Erwerb diagnostischer Informationen

Angehörigengespräche dienen jedoch nicht nur zur Information der Angehörigen, sondern auch dazu, einen Eindruck über die Rolle des Angehörigen als Sicherheitsobjekt zu erhalten. In welchen Bereichen ist der Patient auf die Unterstützung seines Angehörigen angewiesen? Was kann er nur noch in dessen Begleitung tun? Welche Aufgaben hat er bereits komplett an ihn abgegeben? Aber auch Hinweise auf die Beziehungsqualität und möglicherweise damit in Zusammenhang stehende interpersonelle Probleme können im Rahmen von Angehörigengesprächen abgeleitet und in der Folge gezielt bearbeitet werden. Auch hierbei ist denkbar, den Angehörigen zum Beispiel zur Vermittlung angemessener Kommunikationsstrategien in der Folge gemeinsam mit dem Patienten erneut zur Therapie einzuladen.

Co-Therapeut bei Expositionen

Hinsichtlich des Einbezugs von Angehörigen in die Expositionsbehandlung bestehen unterschiedliche Ansichten. Ein Vorteil dabei, den Angehörigen als »Co-Therapeut« in die Behandlung zu integrieren, besteht sicherlich darin, dass es zu einem erleichterten Transfer des Gelernten in den Alltag des Patienten kommt. Der Betroffene wird möglicherweise eine höhere Bereitschaft aufweisen, mithilfe seines Co-Therapeuten Expositionsübungen zwischen den Sitzungen umzusetzen. Andererseits besteht die Gefahr, durch die Installation eines Co-Therapeuten im privaten Umfeld des Patienten die Abhängigkeit des Patienten zu fördern. Ähnlich wie bei therapeutenbegleiteten Expositionen könnte der Angehörige als Sicherheitsobjekt fungieren, weshalb zeitnah zu selbstständigen Expositionen übergegangen werden sollte. Zudem ist nicht zu vernachlässigen, dass ein co-therapeutischer Einsatz des Angehörigen diesen aufgrund mangelnder Abgrenzungsmöglichkeiten und nicht ausreichender Expertise überfordern könnte und aus diesen Gründen lieber einem professionellen Helfer überlassen werden sollte.

Empirisch belegt eine Mehrzahl an Studien, dass der Einbezug des Partners in die Expositionsbehandlung keinen Vorteil gegenüber einer Behandlung ohne Partner darstellt (Daiuto et al., 1998; Marcaurelle et al., 2003). Demgegenüber scheint sich der Einbezug des Angehörigen zur Bearbeitung interpersoneller Problembereiche positiv auf die Symptomatik auszuwirken (Daiuto et al., 1998).

7.4 Pharmakotherapie

In Abhängigkeit der Schwere der Symptomatik und der Funktionsbeeinträchtigung kann eine zusätzliche Behandlung der Panikstörung und Agoraphobie mit Psychopharmaka sinnvoll sein. Die S3-Leitlinien empfehlen vor allem in Fällen, in denen KVT als alleinige Behandlungsform nicht wirksam ist, die Kombination mit einer entsprechenden Pharmakotherapie (Bandelow et al., 2015). Jedoch weisen einige Befunde darauf hin, dass nach Absetzen der Medikation eine Kombinationsbehandlung nicht wirksamer ist als eine alleinige Psychotherapie (z. B. Furukawa et al., 2006; Mitte, 2005). Vorteile einer Kombinationsbehandlung scheinen sich daher hauptsächlich auf die Akutphase zu beziehen (s. auch Kap. 10).

Da es immer wieder vorkommen kann, dass sich Patienten mit Fragen zur Medikation, insbesondere zu empfohlenen Präparaten, Wirkung und Nebenwirkungen sowie Einnahmedauer an ihren Psychotherapeuten wenden, werden in diesem Abschnitt die wesentlichen Informationen zusammengefasst. Dies ersetzt selbstverständlich kein beratendes Gespräch beim Facharzt, kann jedoch zu einer informierten Entscheidung des Patienten beitragen.

Empfohlene Präparate

Zur Behandlung der Panikstörung und Agoraphobie werden entsprechend der S3-Leitlinien Antidepressiva aus der Gruppe der selektiven Serotonin- (SSRI) bzw. Serotonin-Noradrenalin-Wiederaufnahmehemmer (SNRI) und der trizyklischen Antidepressiva (TZA) empfohlen. Eine detaillierte Auflistung enthält Tabelle 7.2.

Tabelle 7.2 Empfohlene Psychopharmaka in der Behandlung der Panikstörung und Agoraphobie (Bandelow et al., 2015; Benkert & Hippius, 2009)

Substanzklasse	Medikament	Tagesdosis
SSRI	Citalopram (z. B. Cipramil®)	20–40 mg
	Escitalopram (z. B. Cipralex®)	10–20 mg
	Paroxetin (z. B. ParoLich®)	20–50 mg
	Sertralin (z. B. Zoloft®)	50–150 mg
SNRI	Venlafaxin (z. B. Trevilor®)	75–225 mg
TZA	Clomipramin (z. B. Anafranil®)	30–60 mg

SSRI bzw. SNRI sind gleichermaßen wirksam wie TZA, jedoch weisen Präparate der ersten beiden Substanzklassen weniger Nebenwirkungen auf, weshalb die Akzeptanz für die Einnahme von SSRI und SNRI in der Regel höher ist als bei TZA. Auf TZA sollte dann zurückgegriffen werden, wenn sich die Präparate der beiden ersten Substanzklassen als wirkungslos herausgestellt haben oder nicht vertragen wurden.

Wirkung und Nebenwirkungen

Neben einer stimmungsaufhellenden Wirkung zeichnen sich Antidepressiva auch durch eine antriebssteigernde oder -dämpfende sowie eine beruhigende und angstlösende Wirkung aus. Vor allem letzteres erklärt ihren Einsatz in der Behandlung von Angststörungen wie Panikstörung und Agoraphobie. Um falschen Erwartungen vorzubeugen, sollten Patienten darüber informiert sein, dass bei der Einnahme von Antidepressiva erst nach etwa zwei Wochen (Bereich eine bis sechs Wochen) mit einer Wirkung zu rechnen ist. Des Weiteren sollten Patienten auf unerwünschte Nebenwirkungen hingewiesen werden. Bei SSRI und SNRI handelt es sich hierbei vor allem um Unruhe und Schlaflosigkeit, die aber meist nach den ersten Einnahmetagen wieder rückläufig sind. Aber auch sexuelle Dysfunktionen und Absetzphänomene, das heißt eine verstärkte Symptomatik nach Absetzen der Medikation, können auftreten. Nebenwirkungen der TZA zeichnen sich vor allem durch anticholinerge Wirkungen (Mundtrockenheit, Akkomodationsstörungen, Harnverhalt, Obstipation u. a.), Sedierung, Gewichtszunahme und kardiovaskuläre Wirkungen aus.

> **!** **Dauer der medikamentösen Behandlung**
>
> Es wird empfohlen, die pharmakologische Behandlung nach Eintreten der Remission für sechs bis zwölf Monate fortzusetzen. In der Regel wird hierbei dieselbe Dosis wie in der Akutphase beibehalten. In jedem Fall sollte bei Beendigung der Pharmakotherapie das Präparat langsam reduziert werden, um Absetzphänomene zu vermeiden.

Nicht empfohlene Präparate

Aufgrund ihrer schnell eintretenden, stark angstlösenden Wirkung wurden vor allem in der Vergangenheit häufig Präparate aus der Gruppe der Benzodiazepine bei Panik- und Agoraphobiepatienten eingesetzt. Da diese Substanzklasse jedoch vor allem bei einer längerfristigen Einnahme mit ernstzunehmenden Risiken und Nebenwirkungen (Abhängigkeitsentwicklung, Verlängerung der Reaktionszeit, Stürze, Gedächtnisbeeinträchtigungen u. a.) in Verbindung steht, wird inzwischen von einer regelhaften Verabreichung abgeraten. Lediglich in Ausnahmefällen (z. B. bei schweren kardialen Erkrankungen, Kontraindikationen für Standardmedikamente, Suizidalität u. a.) können Benzodiazepine unter sorgfältiger Risiko-Nutzen-Abwägung verabreicht werden (Bandelow et al., 2015).

Abgesehen von den Risiken und Nebenwirkungen sprechen jedoch auch schlechtere Langzeitergebnisse, die mit der Verabreichung von Benzodiazepinen in Verbindung gebracht wurden, gegen eine Langzeitbehandlung (z. B. Marks et al., 1993). Diese Ergebnisse lassen sich wie folgt erklären: Angstlösende Medikamente zielen auf den Abbau körperlicher und psychischer Anspannungszustände ab. Werden diese Präparate in Kombination mit einer Expositionsbehandlung eingesetzt, bleibt eine starke Anspannungsreaktion aus, die intendierte Konfrontation mit der angstauslösenden Anspannung ist somit nicht möglich. Der Patient kann in der Folge keine korrigierenden Lernerfahrungen machen, das heißt katastrophisierende Überzeugungen über die Gefährlichkeit der eigenen körperlichen Symptome können nicht abgebaut und durch alternative, realistischere Bewertungen ersetzt werden (Bentz et al., 2009). So hat der Einsatz dieser Medikamente aufgrund ihrer hohen Wirksamkeit zwar eine kurzfristige Symptomverbesserung zur Folge, eine langfristige Veränderung bleibt jedoch aus. Daher ist grundsätzlich von der Kombination von stark angstlösenden Präparaten mit schnellem Wirkeintritt und Expositionsverfahren abzuraten, da die Bemühungen ins Leere laufen könnten.

Aus ähnlichen Gründen ist auch von der Verabreichung von Betablockern abzuraten. Diese haben einen Einfluss auf autonome Angstsymptome wie Palpitationen, Tremor und Schwitzen, weshalb eine Konfrontation mit selbigen während der Exposition nur bedingt möglich ist. Zudem weisen Studien auch in der Akuttherapie eher auf eine mangelnde Wirksamkeit hin (Munjack et al., 1989; Noyes et al., 1984).

Weitere Substanzklassen, die nach S3-Leitlinen nicht für die Behandlung von Panikstörung und Agoraphobie empfohlen werden können, sind Neuroleptika, Phytotherapeutika und Homöopathika (Bandelow et al., 2015).

Neue pharmakotherapeutische Ansätze

In den letzten Jahren geriet in der angstspezifischen Behandlung eine neuartige Substanz in den Fokus der Forschung, deren Kombination mit den bereits etablierten Expositionsverfahren vielversprechende Ergebnisse erzielte. D-Clycloserin, ein ursprünglich als Antibiotikum eingesetztes Tuberkulose-Medikament, bindet an NMDA-Rezeptoren in der Amygdala und beeinflusst somit Lern-und Gedächtnisprozesse. So wird angenommen, dass die Verabreichung bereits geringer und gut verträglicher D-Cycloserin-Dosen während der Exposition dazu führt, dass der durch die Konfrontation eingeleitete Extinktionsprozess klinisch relevanter Angst, dessen Konsolidierung und Generalisierung unterstützt werden (Vervliet, 2008). Da es keine spürbar angstlösende Wirkung hat, fallen die mit der Verabreichung von Benzodiazepinen verknüpften nachteiligen Effekte auf langfristige Veränderungen weg. Die Augmentation durch D-Cycloserin war in Studien mit Angstpatienten am wirksamsten, wenn es lediglich in begrenzter Anzahl und jeweils direkt vor oder nach der Expositionsbehandlung verabreicht wurde (Norberg et al., 2008). Auch für Patienten mit Panikstörung und Agoraphobie konnte eine verbesserte Wirksamkeit der Expositionstherapie unter D-Cycloserin-Augmentation beobachtet werden (Otto et al., 2010). Siegmund et al. (2011) konnten zwar keine Überlegenheit der D-Cycloserin-

Augmentation hinsichtlich der erzielten Symptomreduktion nachweisen, jedoch scheint D-Cycloserin die Symptomreduktion bei schwer erkrankten Patienten zu beschleunigen. Es sind wohl noch weitere Studien vonnöten, um fundierte Aussagen treffen zu können.

III Umsetzung in die Praxis

8 Fallbeispiel

Im Folgenden sollen anhand des in Kapitel 1 geschilderten Fallbeispiels von Frau P. der diagnostische sowie therapeutische Prozess beispielhaft geschildert werden.

Vorstellungsanlass und geschilderte Symptome

Frau P., 43 Jahre alt, wurde von ihrem Hausarzt an einen Psychotherapeuten überwiesen, nachdem sie wiederholt über eine Reihe anfallsartig auftretender körperlicher Symptome klagte. So erlebe sie seit einem knappen Jahr mehrmals die Woche ganz plötzlich auftretende Attacken, welche vor allem durch starkes Herzrasen, einem Engegefühl in der Brust, Hitzegefühl und Kribbelgefühlen in den Händen begleitet seien. Währenddessen habe sie große Angst, zu sterben. Sie fürchte, dass es sich hierbei um »Vorboten eines Herzinfarkts« handle. Eine organmedizinische Abklärung mittels EKG hat jedoch keine Auffälligkeiten erbracht. Frau P. habe in der Folge ihr Verhalten stark angepasst, um die als sehr unangenehm und angsteinflößend erlebten Attacken zu vermeiden. Sie nutze nur noch Fahrstühle oder Rolltreppen, aus Angst, durch das Treppensteigen erneute Attacken auszulösen. Gebäude ohne derartige Einrichtungen, wie ihre Arbeitsstelle in einem Ingenieurbüro, könne sie nicht mehr betreten, weshalb sie nun auch schon seit einigen Wochen krankgeschrieben sei. Auch vermeide sie den sexuellen Kontakt mit ihrem Ehemann, da die körperliche Betätigung zu den von der Patientin gefürchteten körperlichen Symptomen führe, die in ihren Augen zu einem Herzinfarkt führen könnten.

Seit etwa einem halben Jahr könne sie außerdem bestimmte Situationen nicht mehr alleine aufsuchen. Größere Menschenmengen, in denen eine Flucht bei plötzlich auftretenden Paniksymptomen schwierig wäre, wie beispielsweise auf dem Wochenmarkt oder bei Musikkonzerten, könne sie nur noch in Begleitung ihres Ehemanns aufsuchen. Außerdem halte sie sich am Rand des Geschehens auf und lenke sich ab, indem sie an etwas Schönes, wie ihre Hochzeit, denke.

8.1 Diagnostische Abklärung

Nachdem aufgrund der spontan berichteten Symptomatik bereits die Verdachtsdiagnose einer Agoraphobie mit Panikstörung (F40.01) abgeleitet wurde, konnte diese mittels strukturierter Befunderhebung anhand des SKID bestätigt werden. Weitere Diagnosen wurden ausgeschlossen. Frau P. wurde zudem gebeten, den Schweregrad ihrer Symptomatik anhand der AKV-Skalen anzugeben. Sie erreichte hierbei im BSQ einen Wert von 3,52, im ACQ einen Wert von 2,14 sowie im MI einen Wert von 3,24 für Situationen, die sie alleine (MIA) und 1,92 für Situationen, die sie in Begleitung eines Vertrauten bewältigen muss (MIB). Diese Werte sind vergleichbar mit den Referenzwerten anderer Patienten mit Paniksyndrom (Ehlers et al., 2001) und unterstrichen die Diagnose einer Panikstörung und Agoraphobie.

Zudem wurde Frau P. im Rahmen der probatorischen Sitzungen gebeten, Panikattacken anhand des Angsttagebuchs zu protokollieren.

Tabelle 8.1 Beispiel: Protokollbogen von Frau P.

Panikattacke	Datum: 21.02.2014	
	Anfang: *16.45* Uhr	
	Ende: *ca. 17.10* Uhr	
Symptome	x	Atemnot und Beklemmungsgefühl
		Benommenheit, Ohnmachtsgefühl
	x	Herzklopfen, Herzrasen, unregelmäßiger Herzschlag
		Zittern, Beben
	x	Schwitzen
		Erstickungsgefühl
		Übelkeit, Magen- / Darmbeschwerden
		Gefühl der Unwirklichkeit, des Losgelöstseins
	x	Kribbeln, Taubheitsgefühl
		Hitzewallungen, Kälteschauer
		Schmerzen bzw. Unwohlsein in der Brust
	x	Furcht zu sterben
		Furcht verrückt zu werden bzw. die Kontrolle zu verlieren
		Mundtrockenheit
		Andere: Angst vor Herzinfarkt
Angststärke	0 1 2 3 4 5 6 7 **8** 9 10 keine Angst … extreme Angst	
Erste Anzeichen	Schneller Herzschlag	
Anfall erwartet	Ja Nein x	
Situation		
Wo	Vor unserem Haus	
Wer	Ich allein	
Was	Habe den Müll rausgebracht, da am nächsten Tag die Müllabfuhr kommt. Musste dazu die schwere Tonne ein paar Stufen bis zur Straße hochtragen.	

Tabelle 8.1 (Fortsetzung)

Gedanken	Hoffentlich strengt das Heben der Tonne mein Herz nicht zu sehr an … oh Gott, hoffentlich breche ich jetzt hier nicht auf der Straße zusammen. Bis mich jemand findet, ist es zu spät!
Ausgang, Folgen	Habe die Tonne abgestellt, musste mich auf die Treppenstufen setzen, habe nach meinem Mann gerufen und ihn gebeten, dass er die Tonne den restlichen Weg hochträgt.
Anmerkungen, Besonderheiten	Hatte am selben Tag einen Streit mit meinem Mann, da ich nicht wie er im Sommer nach Mallorca reisen möchte, sondern lieber in den Schwarzwald.

Über verschiedene Situationen hinweg wurde anhand des Angsttagebuchs deutlich, dass Panikattacken bei Frau P. häufig im Zusammenhang mit Konflikten mit ihrem Ehemann auftauchten, was bereits an dieser Stelle auf eine gewisse Funktionalität der Symptomatik schließen ließ.

Das oben aufgeführte Beispiel einer Panikattacke wurde zudem für eine funktionale Verhaltensanalyse genutzt, zugrunde liegende Organismusvariablen im Verlauf durch individuelle Entstehungsbedingungen (s. Erklärungsmodell weiter unten) ergänzt (vgl. Abb. 8.1).

Im Anschluss wurde nach Information der Patientin über die zu erwartenden therapeutischen Inhalte sowie deren Einverständnis eine ambulante kognitiv-verhaltenstherapeutische Psychotherapie mit zunächst 45 Sitzungen beantragt. Der hierfür eingeholte Konsiliarbericht vom überweisenden Hausarzt der Patientin schloss eine organische Ursache für die Panikattacken aus. Die im Antrag geschilderten Behandlungsziele bestanden darin, einen angemessenen Umgang mit Angst und Panik zu entwickeln, die Interpretation körperlicher Symptome zu verändern, Vermeidungs- sowie Sicherheitsverhalten abzubauen sowie die Kommunikationsfertigkeiten der Patientin v. a. in Konfliktsituationen mit ihrem Ehemann zu verbessern. Hierzu eingesetzt werden sollten psychoedukative Elemente, Expositionsverfahren (interozeptiv und in vivo), kognitive Techniken zur Modifikation der Bewertung körperlicher Symptome, achtsamkeitsbasierte Strategien sowie ein Kommunikationstraining in Form von Rollenspielen. Eine detaillierte Beschreibung der Ziele sowie der umgesetzten Verfahren sind dem anschließenden Behandlungsverlauf zu entnehmen.

8.2 Behandlungsverlauf

Nach Bewilligung des Antrages durch Gutachter und Krankenkasse konnte die Therapie von Frau P. aufgenommen werden. Die anschließenden Behandlungsphasen werden im Folgenden einzeln beschrieben.

Psychoedukation

Da Frau P. noch starke Zweifel hegte, ob ihre Symptomatik nicht doch eher durch eine organische Erkrankung zu erklären sei und sie demnach besser bei einem Arzt aufgehoben wäre, erfolgte zunächst eine ausführliche Aufklärung und Information der Patientin in Bezug auf Angst als »Fight-or-flight«-Reaktion und die damit einhergehenden körperlichen Veränderungen. Die von ihr immer wieder berichteten körperlichen Symptome wie starkes Herzrasen, Engegefühl in der Brust, Hitze- und Kribbelgefühle konnten als Teil einer Stressreaktion eingeordnet werden, die der

Auslöser	Reaktion / Verhalten	Folgen / Konsequenz
S^D	**R**	**K**
Bringe den Müll raus, schmeiße ihn in die Mülltonne, trage die Tonne anschließend hoch zur Straße, damit diese am nächsten Tag abgeholt werden kann	*physiologisch:* Herzklopfen, Atem wird schneller, fange an zu schwitzen *affektiv:* angespannt, unruhig, ängstlich (Stärke 5) *kognitiv:* »Jetzt fängt mein Herz schon wieder an zu schlagen, ich darf mich nicht zu sehr anstrengen, das hält mein Herz nicht aus.« *motorisch:* versuche es schnell hinter mich zu bringen, zerre die Tonne hinter mir her	*negativ (K^-)*, wie eine Bedrohung, muss mich zwingen
S^Δ Mein Mann kommt mir zu Hilfe.	*physiologisch:* starker Druck auf der Brust, Herzrasen, Schwitzen wird stärker, Zittern *kognitiv:* »Jetzt bleibt mein Herz gleich stehen. Mein Mann wird drinnen nichts mitkriegen und ich liege hier und sterbe!« *affektiv:* Angst (Stärke 10), Todesangst, Panik *motorisch:* werde langsamer, lasse die Tonne neben mir stehen, sacke zusammen, setze mich auf eine Stufe und rufe meinen Mann.	kurzfristig: *positiv (Wegfall von K^-)* Angst und Anspannung lassen nach, da Mann kommt, fühle ich mich sicher *(K^+)* langfristig: *negativ (K^-)* Angst vor ähnlichen Situationen nimmt zu, zunehmende Einschränkung und Abhängigkeit

O:
Großmutter mütterlicherseits litt ebenfalls an Angststörung; hierbei Modellerfahrung: hat sich bei körperlichen Symptomen schnell geschont, zuletzt Haus nicht mehr verlassen; Mutter plötzlich durch Autounfall verstorben als ich 7 Jahre alt war; Vater anschließend mit Erziehung überfordert; ängstliche, schüchterne Persönlichkeitsstruktur.

Abbildung 8.1 Funktionale Verhaltensanalyse am Beispiel *Müll rausstellen*

Patientin vermeintliche Überlebenshilfe in eigentlich harmlosen Situationen bieten sollten. Frau P. zeigte sich hierüber erstaunt, da sie stets annahm, dass etwas mit ihrem Herzen nicht stimmen könne. Dass so starke körperliche Empfindungen jedoch auch bei starken Stressreaktionen auftreten können, überraschte sie. Als hilfreich erlebte sie es zudem, dass diese meist unerwartet auftretenden Attacken einen Namen erhielten und als eine Angststörung gut behandelt werden können.

Individuelles Erklärungsmodell

Dass ausgerechnet Frau P. mit so starken Stressreaktionen in Form von Panikattacken reagierte, nicht aber die Menschen in ihrem unmittelbaren Umfeld, wie ihr Mann oder ihre Freundinnen, irritierte Frau P. Gemeinsam wurde ein Erklärungsmodell abgeleitet, das Abhilfe leisten sollte. So wurde durch genauere Exploration unter Erhebung einer biografischen Anamnese deutlich, dass durch eine Angsterkrankung bei der Großmutter der Patientin eine gewisse genetische Disposition zu bestehen schien. Zudem wurden einzelne Persönlichkeitsmerkmale identifiziert, die Frau P. bereits seit jungen Jahren begleiteten. So war sie schon immer sehr um ihre körperliche Unversehrtheit besorgt und geriet schnell in Stress, wenn sie körperliche Symptome bei sich wahrnahm. Schon immer befürchtete sie dahinter stets das Schlimmste, was auf eine hohe Angstsensitivität schließen ließ. Beispielsweise nahm sie bei einem etwas größeren Muttermal in ihrer Jugend an, an Hautkrebs erkrankt zu sein. Des Weiteren zeigte sich eine Tendenz, schon immer schnell überfordert zu reagieren und auch bei kleineren Belastungen auf die Hilfe anderer angewiesen sein. Dies ließ auf eine neurotische Struktur schließen.

Der frühe Verlust der Mutter durch einen plötzlichen Autounfall stellte ein unkontrollierbares und unvorhersehbares Ereignis in der Kindheit der Patientin dar. In der Folge wurde Frau P. allein durch ihren Vater aufgezogen, der jedoch weiterhin seinem Beruf als Beamter nachging und daher nur wenig Zeit für seine Tochter hatte. Eine emotionale Bindung hätte es nie richtig gegeben, die Versorgung hätte sich auf das wesentliche wie Nahrung und materielle Dinge beschränkt. Sich ihr verstärkt zugewendet hätte der Vater nur, wenn sie krank gewesen sei. Die Großmutter, welche an einer Angststörung litt, habe zudem kaum mehr das Haus verlassen. So sei diese immer von den Familienmitgliedern geschont und besucht worden. Noch gut erinnern könne sie, dass ihr Vater der Großmutter bei Besuchen immer eine Schachtel Pralinen mitgebracht hätte. Krankheitsverhalten wurde demnach schon früh einerseits durch Modelllernen erworben, andererseits durch Zuwendung verstärkt. Die bis hierhin berichteten Informationen wurden Frau P. als prädisponierende Faktoren, also Bedingungen, die die Entstehung ihrer Panikstörung und Agoraphobie begünstigt haben, nähergebracht.

Als Auslöser konnte eruiert werden, dass Frau P. vor ca. einem Jahr eine ziemlich hartnäckige Grippe aufwies, die sie körperlich sehr schwächte. Kurz zuvor sei es an ihrer Arbeitsstelle, dem Ingenieurbüro, in dem sie als Sekretärin tätig sei, ziemlich hoch hergegangen, da ihre Chefs kaum mehr Aufträge gehabt hätten und stets der Verlust ihrer Arbeitsstelle im Raum gestanden hätte. Am Tag ihrer ersten Panikattacke

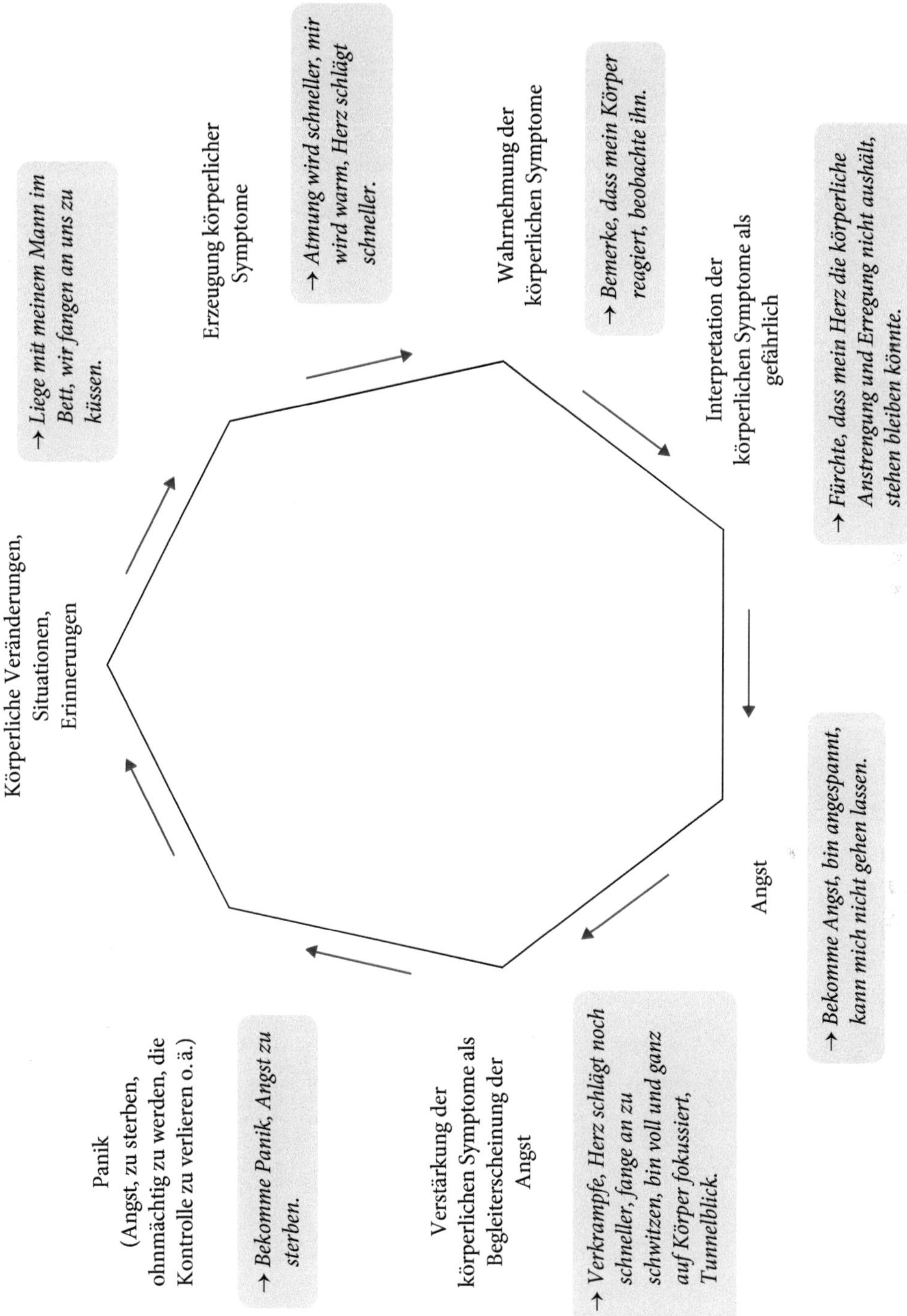

Abbildung 8.2 Aufschaukelungsprozess der Panik am Beispiel Sexualität

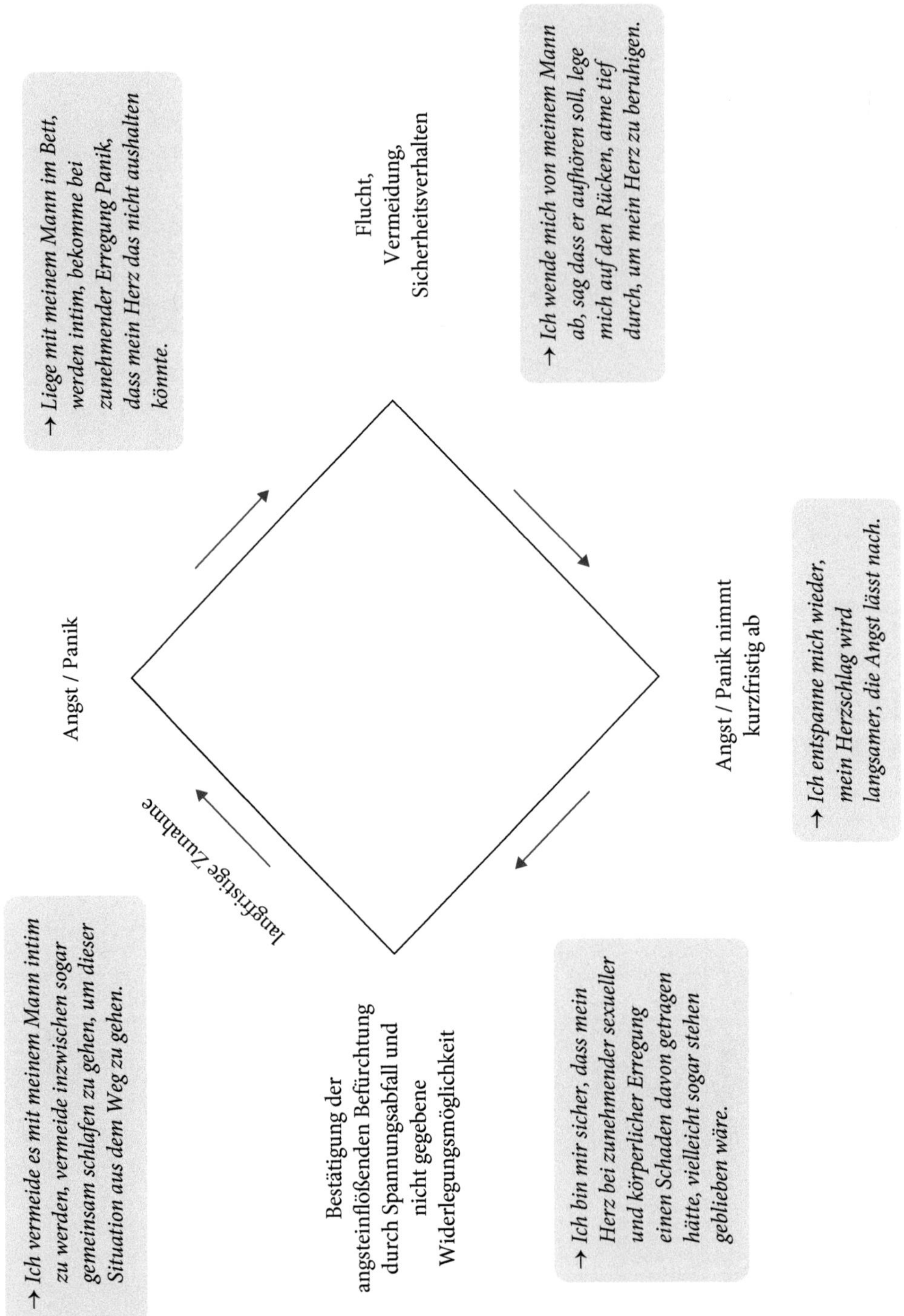

Abbildung 8.3 Aufrechterhaltende Funktion des Schon- und Vermeidungsverhaltens am Beispiel Sexualität

sei sie aus Angst, ihre Stelle zu verlieren, noch nicht richtig von der Grippe auskuriert die Treppen zum Büro hochgestiegen und hätte hierbei einen Schwächeanfall erlitten. Sie hätte stark geschwitzt, es sei ihr richtig kalt gewesen. Das Herz hätte stark geschlagen und sie habe plötzlich starke Angst gehabt, dass durch die verschleppte Grippe etwas mit ihrem Herz nicht stimmen könne. Sie habe sich dennoch an ihren Schreibtisch gequält, da sie vor ihren Chefs nicht habe unangenehm auffallen wollen, indem sie sich schon wieder hätte krankmelden müssen. Dieser Tag wäre jedoch die Hölle für sie gewesen.

In der Folge sei sie immer sehr aufmerksam gewesen, was ihren Herzschlag betraf. Langsam hätte jede Tätigkeit, die sie anstrengte und ihren Herzschlag nur leicht erhöhte, Angst ausgelöst. In diesem Zusammenhang konnte Frau P. das Prinzip der interozeptiven Konditionierung erklärt werden. Des Weiteren wurde mit Frau P. das Teufelskreismodell zur Veranschaulichung des panikspezifischen Aufschaukelungsprozesses unter anderem am Beispiel Sexualität abgeleitet, wodurch ihr deutlich wurde, dass die Bewertung ihrer körperlichen Symptome als Zeichen von Gefahr eine Zunahme der Angst bewirkte und schließlich in Panik gipfelte (vgl. Abb. 8.2).

Auch wurde mit ihr erarbeitet, dass das in der Folge zunehmende Schon- und Vermeidungsverhalten, aber auch das Sicherheitsverhalten (z. B. bestimmte Situationen nur noch in Begleitung des Mannes aufsuchen, sich am Rand des Geschehens aufhalten, an etwas Schönes denken) zwar kurzfristig zu einer Abnahme der Angst führten, langfristig die Panikstörung und Agoraphobie jedoch aufrechterhielten (vgl. Abb. 8.3).

Zielformulierung

Nachdem Frau P. verstand, wie sich die Panik und daraus resultierend ein zunehmendes Vermeidungsverhalten entwickelt und verfestigt haben, wurden die Ansatzstellen der kognitiv-verhaltenstherapeutischen Therapie herausgearbeitet und anschließend Ziele auf Verhaltens- und gedanklicher Ebene konkretisiert (s. Tab. 8.2).

Tabelle 8.2 Beispiel: Ziele auf Verhaltens- und gedanklicher Ebene von Frau P.

Auf der Verhaltensebene	S.M.A.R.T.?
Treppen wieder steigen können: innerhalb des nächsten Monats Treppen (2 Stockwerke) zu meinem Ingenieurbüro (täglich) steigen, Treppen (4 Stockwerke) in unserem Einkaufszentrum anstelle der Rolltreppe nutzen (mind. 2 mal die Woche)	√
Arbeit wieder aufnehmen: innerhalb der nächsten 2 Monate trotz körperlicher Missempfindungen zur Arbeit gehen und dort bleiben (täglich)	√
Sexualität wieder leben: innerhalb der nächsten 3–4 Monate wieder mit meinem Mann sexuell aktiv sein (abhängig von Lust, nicht mehr von Angst)	√
Alleine Dinge unternehmen: innerhalb der nächsten 3 Monate ohne Begleitung zum Wochenmarkt gehen (einmal / Woche), alleine ins Kino gehen (einmal alle 2 Monate), bis zum Ende des Jahres allein auf ein Musikkonzert (Streichquartett des Uni Orchesters) gehen, mich dabei in die Mitte des Saals setzen	√

Tabelle 8.2 (Fortsetzung)

Verbesserung meiner Kommunikationsfertigkeiten: innerhalb der nächsten 6 Monate meinem Mann sagen, wenn mich etwas ärgert, verletzt oder traurig macht, klar ausdrücken, was ich brauche, mir wünsche, von ihm erwarte (z. B. Urlaub)	√
Auf der gedanklichen Ebene	**S.M.A.R.T.?**
Körpersymptome anders bewerten: innerhalb der nächsten 1–2 Monate andere Erklärungen für z. B. meinen starken Herzschlag finden, hilfreichere Gedanken annehmen, dass dies nicht automatisch eine Gefahr darstellt.	√
Wahrnehmung wieder mehr auf Außenwelt lenken: innerhalb der nächsten 2–3 Monate Dinge um mich herum wieder bewusst wahrnehmen, z. B. wenn ich einkaufen gehe, mich wieder auf die Waren konzentrieren anstelle auf meinen Körper (mind. dreimal die Woche).	√
Nachsichtiger mit mir selbst sein: innerhalb der nächsten 12 Monate Schwächen akzeptieren lernen, perfektionistische Ansprüche (v. a. im Haushalt) reduzieren, z. B. das zu spülende Geschirr über einen Tag liegen lassen, nicht alle Kleidungsstücke bügeln, nur Blusen und Hemden.	√

Kognitive Umstrukturierung

Zunächst wurden mit Frau P. die vor bzw. während der Panikattacken ablaufenden automatischen Gedanken identifiziert. Hierzu wurde auf das Angsttagebuch und den ACQ zurückgegriffen, aber auch erfragt, was Frau P. fürchten würde, wenn sie die inzwischen vermiedenen Situationen wieder aufsuchen würde. Immer wieder handelte es sich dabei um die Befürchtung, durch körperliche Anstrengung bzw. Erregung einen Herzstillstand oder Herzinfarkt zu erleiden. Dieser Gedanke wurde geprüft, indem unter anderem das Für (z. B. Herz schlägt schneller, ist beansprucht) und Wider (z. B. Sport und damit Anstrengung ist gesund für das Herz) gesammelt wurden, die Wahrscheinlichkeit für das befürchtete Ende eingeschätzt wurde (gering, da Frau P. nicht rauchte, normalgewichtig war und sich gesund ernährte, auch gab es bisher keine Herz-Kreislauferkrankungen in ihrer Familie), Alternativerklärungen für den schnellen Herzschlag gesammelt wurden (Anstrengung, Körper mobilisiert Energien für erforderlichen Kraftaufwand, sexuelle Erregung, emotionaler Stress bei Konflikten z. B. mit meinem Mann …) und der Vergleich zu anderen Menschen gezogen wurde (z. B. Mann reagiert in sexueller Situation nicht ängstlich, obwohl Herz bei ihm vermutlich auch schnell schlägt). Die Gültigkeit dieser Befürchtung nahm durch diese Hinterfragung von 90 auf 50 Prozent ab. Frau P. formulierte den hilfreicheren Gedanken »Dass mein Herz schneller schlägt, ist lediglich ein Zeichen körperlicher Anstrengung / Erregung. Mein Herz ist robust genug und hält das aus!«

Achtsamkeitsbasiertes Vorgehen

Um die Akzeptanz für Körperempfindungen zu erhöhen, diese wieder wertfrei wahrzunehmen und die Aufmerksamkeit wieder vermehrt auf das Hier und Jetzt der Gesamtsituation zu lenken, wurde Frau P. in das Konzept der Achtsamkeit eingeführt.

Regelmäßige kleinere Achtsamkeitsübungen in ihrem Alltag halfen ihr, ihre Körperempfindungen durch ein wertfreies Bemerken zu tolerieren und die Aufmerksamkeit wieder gezielt auch auf externe Reize, beispielsweise beim Einkaufen auf die angebotenen Waren, zu lenken.

Interozeptive Exposition

Nachdem Frau P. das Expositionsrational erläutert wurde und sie ihre Bereitschaft hierzu kundgab, wurden zunächst die für sie geeigneten interozeptiven Expositionsübungen ausgewählt. Diejenigen Übungen, welche in ihren Augen Körperempfindungen auslösten, die ihrer Paniksymptomatik am ähnlichsten waren und am meisten Unbehagen und Angst auslösten, waren das Auf- und Absteigen (Ähnlichkeit 10, Angstniveau 10), das Anspannen der Körpermuskulatur (Ähnlichkeit 9, Angstniveau 8) und die Brustatmung (Ähnlichkeit 6, Angstniveau 7). In der Folge wurden diese Übungen zunächst therapeutenbegleitet, dann selbstständig von Frau P. beginnend mit der am wenigsten Angst auslösenden Übung durchgeführt. Nachbesprechungen mit Auswertung des Expositionsprotokolls ergaben, dass Frau P. die Übungen zuhause zunächst nicht in voller Intensität durchführte. Sie habe eine starke Angst, dass ihr tagsüber abwesender Ehemann ihr nicht zur Hilfe kommen könne, wenn doch etwas während den Übungen passieren würde. So stieg sie zwar eine Treppenstufe auf und ab, dies jedoch in sehr geringer Geschwindigkeit, so dass keine starken Körperempfindungen und damit verknüpft kaum Angst zum Vorschein traten. Mit Frau P. wurde in der Folge besprochen, wie wichtig es ist, im Rahmen der Expositionen Angst zu erzeugen, da andernfalls ein Umlernen nicht stattfinden kann. Frau P. steigerte in der Folge ihre Geschwindigkeit während der Übung. Es wurde vereinbart, dass sie im Anschluss an die ersten selbstständigen Übungen in hoher Geschwindigkeit zuhause telefonischen Kurzkontakt mit der Therapeutin aufnehmen könne, was die Bereitschaft der Patientin erhöhte. Die Möglichkeit zum anschließenden telefonischen Nachkontakt wurde in der Folge ausgeschlichen, um zu verhindern, dass sich hieraus ein die Angst aufrechterhaltendes Sicherheitsverhaltens entwickelte. Nachdem durch tägliche Übungen und einige Wiederholungen die Angst bei den einzelnen Übungen unter den Wert 3 gesunken war, wurden die Übungen ausgeweitet, indem Frau P. beispielsweise das Auf- und Absteigen nicht nur zuhause, sondern im Verlauf auch während Spaziergängen in den Wald mithilfe eines Baumstammes durchführte. Da sie hiervor große Angst hatte, da dieser Waldabschnitt in der Regel wenig besucht war, nahm sie zunächst ihr Mobiltelefon mit. Nachdem die Angst nach ersten Übungen nachgelassen hatte, war Frau P. bereit, auch auf dieses zu verzichten und sich den unangenehmen Körperempfindungen alleine, ohne im Notfall verfügbare Hilfe, auszusetzen.

In einem nächsten Schritt wurde die interozeptive Exposition auf naturalistische Aktivitäten ausgeweitet. Die folgenden Übungen wurden nach Beurteilung der hierdurch ausgelösten Angst ausgewählt: Ausdauersport betreiben (Angstniveau 10) Treppenstufen schnell hochsteigen (Angstniveau 9), sexuell aktiv sein (Angstniveau 8), Gewichte heben (Angstniveau 6). Auch hier startete Frau P. bei hoher Erwartungsangst zunächst mit der am wenigsten Angst auslösenden Situation. Hierzu nahm sie sich verschiedene Gewichte vor (z. B. Stapel Bücher, voller Wäschekorb, Mülltonne) und verknüpfte diese Übung anschließend mit dem Treppensteigen, indem sie die schweren Gegenstände zunächst einige Stufen, dann immer mehr Stufen runter, anschließend auch hoch trug. Zwar lösten der hierdurch ausgelöste zunehmende Herzschlag, das Schwitzen und die Muskelanspannung wie intendiert Angst aus, Frau P. konnte sich von katastrophisierenden Gedanken, etwa dass ihr Herz stehen bleiben könne, jedoch zunehmend besser distanzieren und Körperempfindungen und Ängste aushalten, bis diese von alleine nachließen.

In-vivo-Expositionen

Nachdem Frau P. durch die im Verlauf erfolgreichen interozeptiven Expositionsübungen zunehmend Mut fasste, wurde parallel hierzu begonnen, erste Expositionen in vivo zu planen. Hierzu wurden zunächst die angstauslösenden Situationen gesammelt und anschließend in eine konkretisierte Angsthierarchie gebracht (s. Kasten).

***Ungeordnete* und dann *hierarchisierte* (1–10) Angstreizliste von Frau P.**

Treppensteigen Arbeitsstelle	1. Mit vollen Tüten nach Hause laufen (4)
Treppensteigen Einkaufszentrum	2. Treppensteigen Arbeit (2 Stockwerke) (5)
Allein auf den Wochenmarkt gehen	3. Treppensteigen Einkaufszentrum (4 Stockwerke) (6)
Allein ins Kino gehen	4. Allein auf den Wochenmarkt dienstags (6)
Allein zum Musikkonzert gehen	5. Allein auf den Wochenmarkt samstags (7)
Zu spät auf einen Bus rennen	6. Zu spät auf Bus rennen (Büro → BHS) (8)
Mit vollen Tüten nach Hause laufen	7. Allein ins Kino, aufregender Film, am Rand (8)
Zur Arbeit gehen und bleiben	8. Allein zum Musikkonzert (Streichquartett) (9)
In die Sauna gehen	9. Allein ins Kino, aufregender Film, Mitte (9)
Beim Stadtlauf mitmachen	10. Zur Arbeit gehen und bleiben
	11. In die Sauna gehen (9)
	12. Stadtlauf mitmachen (10)

Frau P. entschied sich wieder für ein graduiertes Vorgehen, beginnend mit der am wenigsten Angst auslösenden Situation. Auch in diesem Rahmen wurden erste Expositionen in Begleitung der Therapeutin durchgeführt, wobei Frau P. die Prinzipien bereits aus der interozeptiven Exposition kannte und schnell selbstständig umsetzen konnte. Regelmäßige Vor- und Nachbesprechungen sicherten eine korrekte Umsetzung. Hierbei konnte mittels Auswertung des Expositionsprotokolls festgestellt werden, dass die Patientin immer wieder dazu neigte, sich während der Exposition zu beruhigen, indem sie an etwas Schönes dachte. Die Wirkung dieser kognitiven Beruhigungsstrategie auf den Angstverlauf und deren Konsequenzen in Bezug auf ein langfristiges Umlernen konnten durch den Rückgriff auf die zuvor erarbeiteten Angstkurven besprochen werden.

Bearbeitung funktionaler Aspekte und Einbindung von Angehörigen

Im Verlauf kam es trotz anfänglicher Symptombesserung zu einer Stagnation, gefolgt von einer Verschlechterung. Nachdem Frau P. zunächst wieder in der Lage war, anstrengende Tätigkeiten zu verrichten, wie Treppensteigen und volle Tüten tragen, tat sie sich sichtlich schwer, die von ihr genannten agoraphobischen Situationen wie Wochenmarkt, Kino und Konzert alleine aufzusuchen. Zunehmend wurde wieder ihr Ehemann als Sicherheitsobjekt in die einzelnen Situationen eingebunden. Ihrer Arbeit, der sie zwischenzeitlich durch einen beruflichen Wiedereinstieg wieder nachgehen konnte, blieb sie wieder fern, da sie zunehmende Ängste vor erneuten Panikattacken davon abhielten. Es wurde ein Angehörigengespräch durchgeführt, in dem die Problematik des vermeintlich gut gemeinten Verhaltens des Ehemanns besprochen werden konnte. Nachdem auffiel, dass Frau P. die Prinzipien der Exposition gut begriffen hatte, wurden einzeltherapeutisch mögliche funktionale Aspekte für die Ursache der Symptomverschlechterung eruiert. Hierbei wurde deutlich, dass ein wesentlicher Nutzen ihrer Symptomatik darin lag, dass sie hierdurch Zuwendung und Aufmerksamkeit ihres Mannes erhielt, der sich durch die Fortschritte seiner Frau zunehmend wieder mit seinen Freunden traf und eigenen Hobbys nachging. Frau P. verletzte dies sehr, es fiel ihr jedoch schwer, ihr Bedürfnis nach mehr gemeinsamen Aktivitäten zum Ausdruck zu bringen. Kommunikationsanalysen zeigten, dass Frau P. bisher zu passiv-aggressivem Verhalten neigte und eigene Gedanken und Gefühle gegenüber ihrem Ehemann zurückhielt. In wiederholten Rollenspielen lernte Frau P., ihren Unmut adäquat und ihre Bedürfnisse selbstsicher zum Ausdruck zu bringen. Die partnerschaftliche Qualität besserte sich langsam durch die Aufnahme gemeinsamer Aktivitäten (regelmäßige Spaziergänge, Restaurantbesuche etc.). Auch gelang es Frau P., ihren Wunsch nach einem Urlaub in den Schwarzwald durchzusetzen. Durch die zunehmende soziale Kompetenz wurden erneute Fortschritte in der Expositionsbehandlung sichtbar.

Rückfallprophylaxe

Gegen Ende der Behandlung wurden die noch schwierigen Situationen und mögliche Rückfallsituationen in der Zukunft antizipiert. Frau P. hatte den von ihr als am schwierigsten beurteilten, einmal im Jahr stattfindenden Stadtlauf, noch nicht umsetzen können. Gemeinsam wurden angemessene expositionsbasierte Strategien erarbeitet, wie sie sich für diesen nach Abschluss der Therapie vorbereiten könne. Zudem wurden Strategien gesammelt, wie sie mit künftigen Risikosituationen angemessen umgehen kann (s. Tab. 8.3).

Tabelle 8.3 Rückfallprophylaxe zu Behandlungsende von Frau P.

Situationen, die aktuell noch schwierig sind bzw. zukünftig Panikattacken oder Vermeidungsverhalten auslösen könnten	Bisher gelernte Strategien – was wäre hier hilfreich? Andere Strategien
Stadtlauf im Sommer nächstes Jahr mitmachen	▶ Prüfen: Welche Befürchtungen habe ich? Protokoll zu automatischen Gedanken hierzu durchführen. ▶ Graduierte Exposition: Training langsam steigern, erst 15 min im Wohnviertel joggen, dann 25 min, dann Joggingtour langsam erweitern in Richtung Stadt. ▶ Mich für jedes Training im Anschluss belohnen: Tasse Cappuccino, Eis, in die Sonne legen.
Konflikte mit meinem Mann	▶ Meinem Mann direkt sagen, was mich stört, auf Vorwürfe verzichten. Klar sagen, was ich mir von ihm wünsche ▶ Eigenen Hobbys nachgehen: Seidenmalerei, lesen, spazieren gehen, mit Freunden treffen
Drohender Arbeitsplatzverlust bei mangelnden Aufträgen	▶ Ich mache mir Mut, sage mir, dass ich schon eine neue Stelle finden werde ▶ Problemlöseschema für die Jobsuche verwenden ▶ Falls wieder Panikattacken mit Herzrasen, Engegefühl auftreten: tägliche Übungen (Auf- und Absteigen, Brustatmung) bis Angst auf 3 sinkt

In Anlehnung an die potenzielle Rückfallsituation des Arbeitsplatzverlustes wurde mit Frau P. ein Problemlösetraining durchgeführt, bei dem sie lernte, das als Lösungsstrategie vorgeschlagene Problemlöseschema bei aktuellen Problemen (z. B. Waschmaschine geht kaputt, während der Ehemann auf Dienstreise ist) anzuwenden. Dies ermöglichte ihr den späteren Rückgriff auf diese nun vertraute Strategie, sofern es tatsächlich zu einem Arbeitsplatzverlust kommen sollte.

Abschlussevaluation

Nach Abschluss der Langzeittherapie wurden erneut die Skalen des AKV ausgegeben. Frau P. erzielte inzwischen im BSQ einen Wert von 1,76, im ACQ einen Wert von 1,43 sowie im MI einen Wert von 1,45 für Situationen, die sie alleine (MIA), sowie 1,25 für Situationen, die sie in Begleitung bewältigen muss (MIB). Im Vergleich zu den Prä-Messwerten konnte eine deutliche Reduktion festgestellt werden, die sich mit den Berichten der Patientin und des Ehemanns zum Abschlussgespräch deckten.

9 Evaluation

In bereits zahlreichen Untersuchungen wurden die verschiedenen Behandlungsansätze zur Panikstörung und Agoraphobie untersucht. In einer zusammenfassenden Metaanalyse von Mitte (2005) wurde die Effektivität psycho- und pharmakotherapeutischer Ansätze bei Panikstörung mit oder ohne Agoraphobie unter Berücksichtigung methodischer Mängel sowie der Verzerrung durch unveröffentlichte nicht-signifikante Ergebnisse (Publication Bias) überprüft. Hierbei wurden die Effektstärken in verschiedenen Vergleichen zwischen (Kognitiver) Verhaltenstherapie, Selbsthilfe, Warteliste, auf allgemeinen Wirkfaktoren basierende Placebobehandlung, Pharmakotherapie und der Kombination aus (K)VT und Pharmakotherapie in Bezug auf die Bereiche Angst, Depression, klinische Signifikanz und Lebensqualität untersucht.

Kognitive Verhaltenstherapie

Es konnte gezeigt werden, dass (K)VT einen wirksamen Behandlungsansatz zur Reduktion angstspezifischer und damit assoziierter depressiver Symptome sowie zur Steigerung der Lebensqualität darstellt (vgl. Abb. 9.1). (K)VT ist dabei nicht nur gegenüber einer Wartelistenbedingung, sondern auch gegenüber der auf allgemeinen Wirkfaktoren basierenden Placebobedingung überlegen.

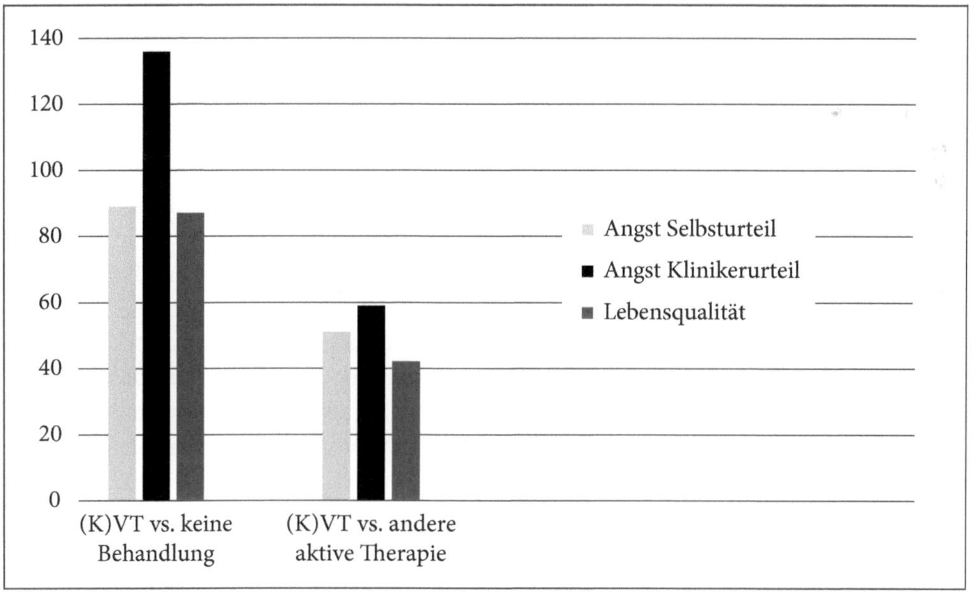

Abbildung 9.1 Ergebnisse einer Metaanalyse zur Effektivität von (K)VT bei Panikstörung und Agoraphobie (Mitte, 2005). Dargestellt sind Effektstärken (× 100) zwischen den Bedingungen aus 124 Studien

Hinsichtlich der Reduktion von Angst konnte kein Unterschied zwischen KVT und reiner Verhaltenstherapie festgestellt werden. KVT ist jedoch im Vergleich zur reinen Verhaltenstherapie mit geringeren Abbruchraten verknüpft und signifikant wirksamer in der Reduktion zusätzlicher depressiver Symptome.

Pharmakotherapie

Eine medikamentöse Behandlung erwies sich ebenfalls als effektive Behandlungsmethode. Hierbei wurde kein Unterschied zwischen den Substanzklassen Benzodiazepine, TZA und SSRI festgestellt. Diese Ergebnisse waren jedoch durch einen nachgewiesenen Publication Bias beeinflusst.

Zudem wiesen pharmakotherapeutische Behandlungsansätze im Vergleich zur (K)VT eine signifikant höhere Abbruchrate auf, was auf Nebenwirkungen der Medikation sowie eine als mangelhaft erlebte Wirksamkeit zurückzuführen ist.

KVT vs. Pharmakotherapie

Im direkten Vergleich zwischen Psycho- und Pharmakotherapie erwies sich (K)VT als mindestens genauso effektiv wie Pharmakotherapie. Es konnte eine leichte Überlegenheit der (K)VT hinsichtlich der Reduktion angstspezifischer Symptome gezeigt werden, jedoch schwankten diese Ergebnisse im Rahmen weiterführender Analysen. Studien, welche beide Therapieformen direkt miteinander verglichen, konnten keine Unterschiede nachweisen. Es erscheint, als ob zusätzliche Patientenvariablen, wie beispielweise das Vorliegen einer zusätzlichen Persönlichkeitsstörung, einen negativen Einfluss auf (K)VT, nicht jedoch auf Pharmakotherapie aufweisen (Black et al., 1994).

Die Kombination von (K)VT und Pharmakotherapie war mit Ausnahme der Lebensqualität bei allen untersuchten Bereichen leicht wirksamer als lediglich eine KVT. In Follow-up-Untersuchungen konnte die Überlegenheit der Kombinationsbehandlung nicht mehr nachgewiesen werden. Auf lange Sicht scheint sich eine Kombinationsbehandlung negativ auf den Erfolg der Therapie auszuwirken. Dies könnte darauf zurückzuführen sein, dass sich eine Medikation im Sinne eines zustandsabhängigen Lernens negativ auf die durch KVT ausgelösten Lernprozesse auswirkt. Durch die Einnahme zusätzlicher Medikamente könnten Therapiefortschritte nicht auf die eigenen Bemühungen und Verhaltensänderungen, sondern auf die Wirkung der Medikation attribuiert werden und somit die Selbstwirksamkeit des Patienten negativ beeinflusst werden. Andererseits könnten körperliche Empfindungen als Nebenwirkungen der Medikation interpretiert werden. Ein Umlernen, dass körperliche Empfindungen kein Zeichen von Gefahr darstellen, ist somit erschwert. Auch besteht die Gefahr, dass sich eine zusätzlich eingenommene Medikation zu einem Sicherheitsverhalten herausbildet. Dies könnte zu der ungünstigen Lernerfahrung führen, dass ohne Medikation eine Katastrophe eingetreten wäre, und trägt somit zu einer langfristigen Aufrechterhaltung der Störung bei (Mitte, 2005).

In einer kontrollierten, randomisierten, doppelblind angelegten Studie (Lörch et al., 1999) gezielt zur Wirkung einer Kombination aus Psychotherapie [entweder Kognitive Verhaltenstherapie (KVT) oder »clinical management« (CM)] und Pharmakotherapie

(SSRI oder Placebo) zeigte sich, dass die positiven Effekte bezüglich der Reduktion von Angst, der Panikattacken, des Vermeidungsverhaltens und des Bedürfnisses weiterer Psychotherapie nach Ende der Studientherapien alleine auf die Anwendung der KVT zurückzuführen waren (vgl. Abb. 9.2).

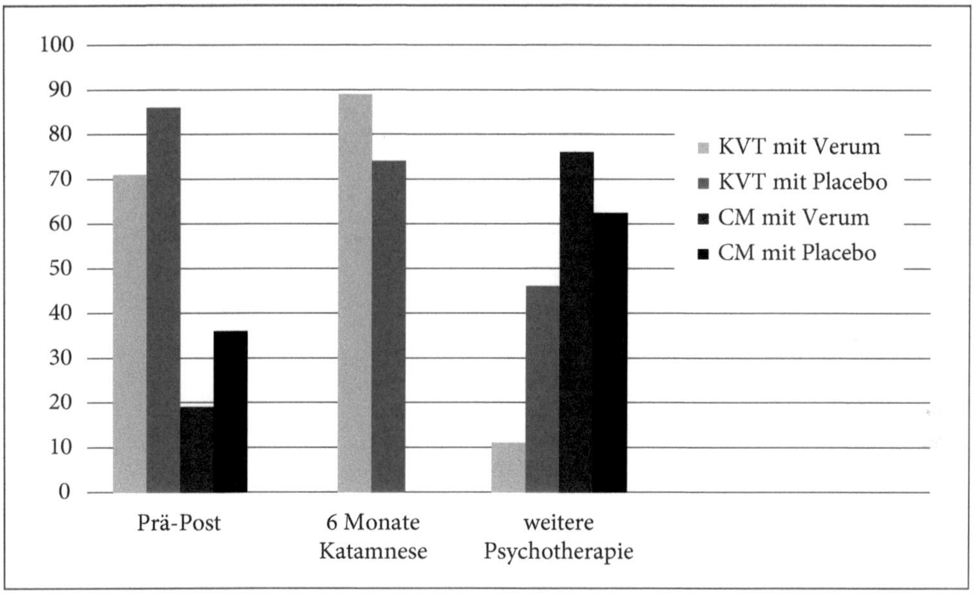

Abbildung 9.2 Responserate (mind. 50 % Besserung vom Ausgangswert) im »Fear Questionnaire (FQ)« über 8 Wochen und 6 Monate Katamnese (Lörch et al., 1999). KVT = Kognitive Verhaltenstherapie, CM = Clinical Management. Weitere Psychotherapie = Prozent an Patienten mit Wunsch nach bzw. erhaltener Psychotherapie während der Katamnese

Entspannungsverfahren

Insgesamt gibt es wenig Hinweise, die auf die Wirksamkeit Progressiver Muskelentspannung (Jacobson, 1938) bei Panikstörung und Agoraphobie hindeuten. Die Angewandte Entspannung (Öst, 1987) scheint wirksam, jedoch klassischen KVT-Protokollen unterlegen zu sein (Arntz & Van Den Hout, 1996; Clark et al., 1994). Aussagen zu einem additiven Nutzen sind bisher nicht möglich (Lang et al., 2009). Entsprechend dieser Befunde halten sich die S3-Leitlinien mit Empfehlungen zur Behandlung von Panikstörung und Agoraphobie anhand von Entspannungsverfahren zurück.

Achtsamkeit

Bisher existieren nur wenige Studien, die die Wirksamkeit achtsamkeitsbasierter Ansätze in der Behandlung der Panikstörung und Agoraphobie untersucht haben. Es bestehen einige Hinweise, dass eine achtsamkeitsbasierte Kognitive Verhaltenstherapie zur Reduktion panikspezifischer Symptome wirksam ist und positive Effekte auch noch bei Follow-up-Untersuchungen nachgewiesen werden können (Kim et al., 2010, 2009; Miller et al., 1995). Jedoch weisen genannte Studien methodische Mängel (keine oder nicht vergleichbare Kontrollgruppen, fehlende Kontrolle begleitender Pharmakotherapie) auf, sodass für eine klare Empfehlung weitere Untersuchungen nötig sind.

Weiterführende Literatur

Heinrichs, N. (2007). Ratgeber Panikstörung und Agoraphobie. Informationen für Betroffene und Angehörige. Göttingen: Hogrefe.

Hoffmann, N. & Hofmann, B. (2012). Expositionen bei Ängsten und Zwängen (3. Aufl.). Weinheim: Beltz.

Margraf, J. & Schneider, S. (1990). Panik: Angstanfälle und ihre Behandlung. Heidelberg: Springer.

Schneider, S. & Margraf, J. (1998/2017). Agoraphobie und Panikstörung. Göttingen: Hogrefe.

IV Anhang

Liste der Arbeits- und Infoblätter

Die Online-Materialien unterstützen Sie in der praktischen Arbeit. Sie stehen Ihnen auf psychotherapie.tools zur Verfügung. Den Freischalt-Code und eine Anleitung, wie Sie sich die Materialien herunterladen können, finden Sie ganz vorne im Buch. Im E-Book sind die Arbeitsblätter (im PDF-Format) bereits enthalten.

Was ist Angst?

Angst ist eine normale Stressreaktion, die für die Sicherung unseres Überlebens wesentlich ist und sehr nützlich sein kann. Sie hilft uns, wichtige Dinge zu erreichen, da sie bewirkt, dass wir leistungsfähiger sind. Zum Beispiel hilft Lampenfieber dabei, dass Darsteller auf der Bühne eine gute Leistung vollbringen. Die Mobilisierung des Körpers durch Aufregung und Stress wiederum hilft einem Sportler, einen wichtigen Wettkampf zu gewinnen.

Wann wird Angst zu einem Problem?

- Wenn Angst in Situationen auftaucht, in denen sie ungewöhnlich bzw. unbegründet ist, d. h. in denen die meisten anderen Menschen keine derartige Stressreaktion erleben.
- Wenn Angst über einen bestimmten Punkt hinaus anhält oder in ihrem Ausmaß so stark ist, dass sie uns darin behindert, Dinge gut zu meistern.
- Wenn Angst dazu führt, dass wir Situationen vermeiden aufgrund der Anspannung, die sie verursacht.

Was sind Panikattacken?

Von Panikattacken spricht man, wenn **plötzlich** und wie aus heiterem Himmel **intensive Angst** erlebt wird, die meist innerhalb **weniger Minuten ihren Höhepunkt** erreicht und dann wieder abnimmt.

Panikattacken sind dadurch gekennzeichnet, dass währenddessen eine Reihe körperlicher Symptome auftreten können, wie

(1) Herzklopfen oder beschleunigter Herzschlag,
(2) Schwitzen,
(3) Zittern oder Beben,
(4) Gefühl der Kurzatmigkeit oder Atemnot,
(5) Erstickungsgefühle,
(6) Schmerzen oder Beklemmungsgefühle in der Brust,
(7) Übelkeit oder Magen-Darm-Beschwerden,
(8) Schwindelgefühle, Unsicherheit, Benommenheit oder Gefühl, der Ohnmacht nahe sein,
(9) Kälteschauer oder Hitzegefühle,
(10) Taubheit oder Kribbelgefühle,
(11) Gefühl der Unwirklichkeit oder sich von der eigenen Person losgelöst fühlen.

Hinzu kommt, dass der Betroffene Ängste aussteht, die Kontrolle zu verlieren, »verrückt« zu werden oder beispielsweise an einem Herzinfarkt zu sterben.

Die Wahrscheinlichkeit, eine Panikattacke zu erleben, ist gar nicht so gering. Je nach Untersuchung erlitten 3 bis 11 Prozent der untersuchten Probanden (aus der Allgemeinbevölkerung) innerhalb eines Jahres eine Panikattacke.

Ab wann spricht man von einer Panikstörung und/oder Agoraphobie?

Von einer **Panikstörung** spricht man, wenn es **wiederholt zu Panikattacken** gekommen ist und die damit verbundenen **Befürchtungen und Sorgen** auch noch einige Zeit nach den Panikattacken anhalten. Oft ist die Sorge, erneut eine Panikattacke zu erleben, so groß, dass der Betroffene sein **Verhalten entsprechend anpasst**: Er vermeidet beispielsweise körperlich anstrengende Aktivitäten wie Treppensteigen, Sport, aber auch Hitze, oder ihm unbekannte Situationen, um erneute Panikattacken zu vermeiden.

Wird eine Reihe von Situationen gemieden oder nur unter starker Angst ertragen aufgrund der Angst, keine Fluchtmöglichkeit zu haben, eine Panikattacke zu erleiden, keine Hilfe zu erhalten oder sich hierdurch zu blamieren, spricht man von einer **Agoraphobie**.

Betroffene fürchten sich beispielsweise vor größeren Menschenmengen, der Benutzung öffentlicher Verkehrsmittel oder davor, alleine zuhause zu sein oder alleine auf Reisen zu gehen.

Oft ist dieses Erkrankungsbild so einschränkend, dass die gefürchteten Situationen nur noch in Begleitung anderer Personen aufgesucht werden können.

Meistens treten Panikstörung und Agoraphobie gemeinsam auf. Die Wahrscheinlichkeit, hieran im Laufe seines Lebens zu erkranken, liegt bei ein bis zwei Prozent.

Die drei Hauptkomponenten der Angst und Panik
Zur Vereinfachung der während der Angst- bzw. Panikreaktion ablaufenden Prozesse werden die folgenden drei Hauptkomponenten unterschieden:

(1) Körperliche Symptome:
Diese treten als Begleiterscheinung der Angst auf und können als sehr unangenehm erlebt werden, beispielsweise ein schneller Herzschlag, starkes Schwitzen, Hitzewallungen, weiche Knie, Schwindel oder Übelkeit.

Meine körperlichen Symptome der Angst / Panik:

____

____

____

(2) Angsteinflößende Gedanken und Befürchtungen:
Wenn wir Angst haben, neigen wir dazu in einer Art und Weise zu denken, die die Situation noch schlimmer macht. Wenn wir beispielsweise unser Herz schneller schlagen spüren, könnten wir dies als ein Zeichen eines beginnenden Herzinfarktes deuten. Dieser Gedanke wiederum führt dazu, dass unsere Angst zunimmt.

Meine angstspezifischen Gedanken und Befürchtungen:

____

____

____

(3) Verhalten:
Auch unser Verhalten wird durch Angst beeinflusst. Wir tendieren dazu, angstauslösende Situationen zu vermeiden oder ihnen zu entfliehen. Zum Beispiel fliehen wir aus einer großen Menschenmenge, wenn wir Angst haben, dass uns dort etwas zustoßen könnte. Oder wir setzen uns hin, wenn wir befürchten, in Ohnmacht zu fallen.

Mein angstspezifisches Verhalten:

____

____

____

Wie laufen Angstreaktionen ab?
Stellen Sie sich vor, Sie sitzen in einem Park in der Sonne und bemerken plötzlich, wie ein großer Kampfhund zähnefletschend auf Sie zu rennt. Was tun Sie?

Es ist sehr naheliegend, dass Sie ohne groß darüber nachzudenken aufspringen, schnell wegrennen und beispielsweise in das nächste Gebäude fliehen. Dies bezeichnet man als die sogenannte **»Fight-or-flight«-Reaktion**. Diese Angstreaktion ist äußerst wertvoll, da sie uns bei Gefahr ermöglicht, dass sich unser Körper für eine Flucht oder einen Kampf vorbereitet, indem er sich mobilisiert und alle mögliche Energie hierfür zur Verfügung stellt.

Dies funktioniert, indem unser Gehirn über unser Nervensystem eine Nachricht an unsere Nebennieren sendet und diese das Hormon Adrenalin in unser Blut absondern. Dies wiederum verleiht unserem Körper Kraft und Geschwindigkeit.

Was passiert im Körper während einer »Fight-or-flight«-Reaktion?

(1) Unsere Muskeln spannen sich an, in Bereitschaft sich schnell zu bewegen oder wenn nötig auch zu kämpfen.
(2) Da unsere Muskeln angespannt sind, arbeiten sie härter und erhitzen sich. Um eine Überhitzung des Körpers zu vermeiden, reagiert der Körper mit seinem Kühlsystem, d. h. er beginnt zu schwitzen.
(3) Wir beginnen schneller zu atmen, was das Sauerstoffniveau in unserem Blut erhöht. Dies wiederum wird von unseren Muskeln benötigt.
(4) Unser Herz beginnt schneller zu schlagen, so dass unser Blut in alle Körperteile gepumpt wird und die Muskeln mit allen notwendigen Stoffen versorgt werden können.
(5) Die Sinne schärfen sich, unser Gesichtsfeld kann sich hierdurch vergrößern, was manchmal zu einer verschwommenen Sicht führt. Unser Gehörsinn kann genauer werden, was zu gedämpftem Hören oder Ohrenklingeln führen kann.
(6) Manchmal verspüren wir einen starken Drang auf Toilette zu gehen oder nehmen einen trockenen Mund wahr. Unser Körper versucht, jeglichen Ballast und unnötige Flüssigkeiten loszuwerden. Je leichter er ist, desto einfacher gelingt die Flucht.
(7) Manche Organe werden nicht dazu benötigt, den Körper zu schützen, so dass Blut aus diesen Körperteilen verstärkt zu anderen wichtigeren Körperteilen gepumpt wird. Beispielsweise wird der Magen während einer Flucht oder einem Kampf nicht benötigt, so dass Blut aus der Magenregion gepumpt wird. Dies kann zu Übelkeit führen.

All die beschriebenen körperlichen Prozesse während einer »Fight-or-flight«-Reaktion führen zu den folgenden typischen Körpersymptomen:

Zunahme des Herzschlags	Herzrasen
Zunahme des Blutdruckes	Druckgefühle im Kopf, Kopfschmerzen, Benommenheit, Ohrenklingeln / -geräusche
Zunahme der Atemfrequenz	Hyperventilation, was zu Atemschwierigkeiten, Schnappatmung, Engegefühl in der Brust, Erstickungsgefühlen, Schluckschwierigkeiten, Kribbelgefühl, Hitzewallungen und Benommenheit führen kann
Zunahme des Schwitzen	Hitzewallungen, kalter Schweiß, klebrige Haut
Zunahme der Muskelanspannung	Zittern in Händen oder Beinen, eingeschnürte Kehle, Muskelschmerzen, Muskelkrämpfe und -spasmen, Kopfschmerzen, Kribbelgefühl im Nacken
Mangelnde Durchblutung des Magendarmsystems	Verdauungsstörungen wie Durchfall oder Verstopfung, Bauchkrämpfe, Übelkeit, Blähungen, trockener Mund

Die »Fight-or-flight«-Reaktion während einer Panikattacke

In der Regel treten Panikattacken im Rahmen einer Panikstörung oder Agoraphobie in Situationen auf, in denen die Angst unbegründet ist. Obwohl keine reale Gefahr besteht, kommt es zu einer »Fight-or-flight«-Reaktion, da unser Körper uns vermeintliche Überlebenshilfe bieten möchte. Es wird also eine Art **Fehlalarm** ausgelöst. Die dabei ausgelösten Empfindungen sind durchaus unangenehm, jedoch kein Zeichen tatsächlicher Gefahr.

! Angstreaktionen sind zur richtigen Zeit und am richtigen Ort äußerst sinnvoll. Sie dienen dazu, unser Überleben zu sichern. Durch eine vermehrte Adrenalinausschüttung kommt unser System in Gang, dies ist jedoch zeitlich begrenzt, da wir nicht unendlich viele Energieressourcen zur Verfügung stehen haben. Im Anschluss fühlen wir uns müde, unser Körper benötigt dann zunächst eine Regenerationsphase.

Im Rahmen einer Panikattacke wird ein Fehlalarm gezündet, welcher zwar unangenehm ist, jedoch kein Zeichen dafür darstellt, dass tatsächlich eine Gefahr besteht.

Panikattacke	Datum:
	Anfang: Uhr
	Ende: Uhr
Symptome	Atemnot und Beklemmungsgefühl
	Benommenheit, Ohnmachtsgefühl
	Herzklopfen, Herzrasen, unregelmäßiger Herzschlag
	Zittern, Beben
	Schwitzen
	Erstickungsgefühl
	Übelkeit, Magen- / Darmbeschwerden
	Gefühl der Unwirklichkeit, des Losgelöstseins
	Kribbeln, Taubheitsgefühl
	Hitzewallungen, Kälteschauer
	Schmerzen bzw. Unwohlsein in der Brust
	Furcht zu sterben
	Furcht verrückt zu werden bzw. die Kontrolle zu verlieren
	Mundtrockenheit
	Andere:
Angststärke	0 1 2 3 4 5 6 7 8 9 10 0 = keine Angst, 10 = extreme Angst
Erste Anzeichen	
Anfall erwartet	Ja Nein
Situation	
Wo	
Wer	
Was	
Gedanken	
Ausgang, Folgen	
Anmerkungen, Besonderheiten	

INFO 1 Multifaktorielles Erklärungsmodell der Panikstörung und Agoraphobie

Aufrechterhaltende Faktoren

- Vermeidung
- Sicherheitsverhalten
- Funktionalität

Auslösende Faktoren

Organische Faktoren:
- Körperliche Erkrankungen
- Konsum von Koffein oder anderen stimulierenden Substanzen
- Entzug bestimmter Substanzen

Psychosoziale Faktoren:
- Stressreiche Lebensereignisse und -umstellungen
- Interozeptive Konditionierung
- Katastrophisierende Missinterpretation körperlicher Empfindungen
- Geringe Fluchtmöglichkeit

Prädisponierende Faktoren

Biologische Faktoren:
- Genetische Disposition
- Dysregulation im serotonergen, noradrenergen und GABA-ergen System
- Strukturelle und funktionelle Auffälligkeiten in der Amygdala
- Respiratorische Auffälligkeiten
- Erhöhte Reagibilität des autonomen Nervensystems

Persönlichkeitsmerkmale:
- Angstsensitivität
- Neurotizismus
- Schadensvermeidung
- Verhaltenshemmung

Kognitive Faktoren:
- Verzerrte Informationsverarbeitung
- Auffällige Gedächtnisstruktur und Gedächtnisbias
- Aufmerksamkeitsbias

Frühe Lernerfahrungen:
- Unkontrollierbarkeit und Unvorhersehbarkeit
- Traumatische Erfahrungen
- Verstärkung von Krankheitsverhalten
- Modelllernen

INFO 2 Teufelskreis der Panikstörung und Agoraphobie I

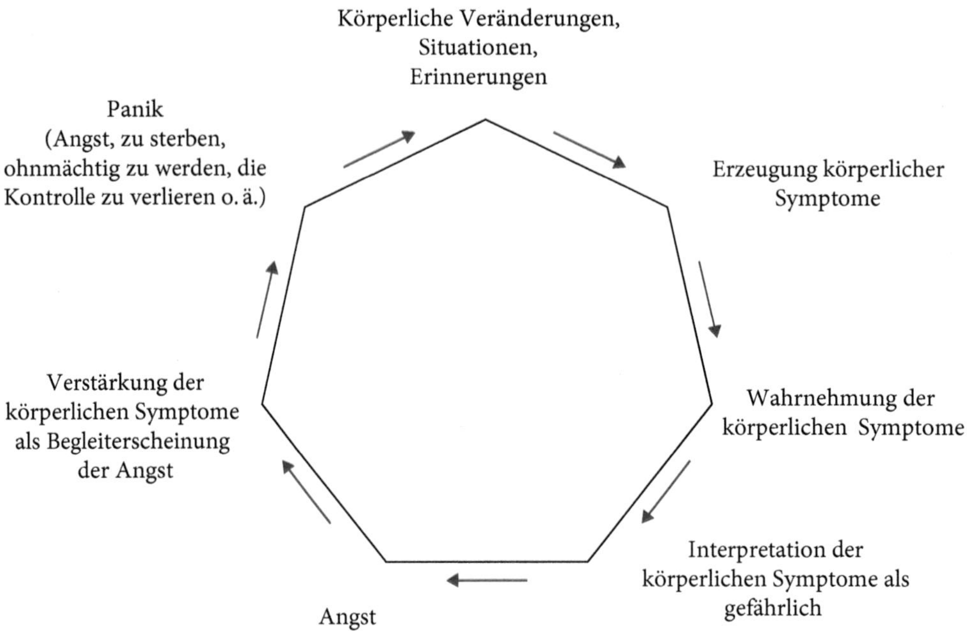

INFO 3 Teufelskreis der Panikstörung und Agoraphobie II

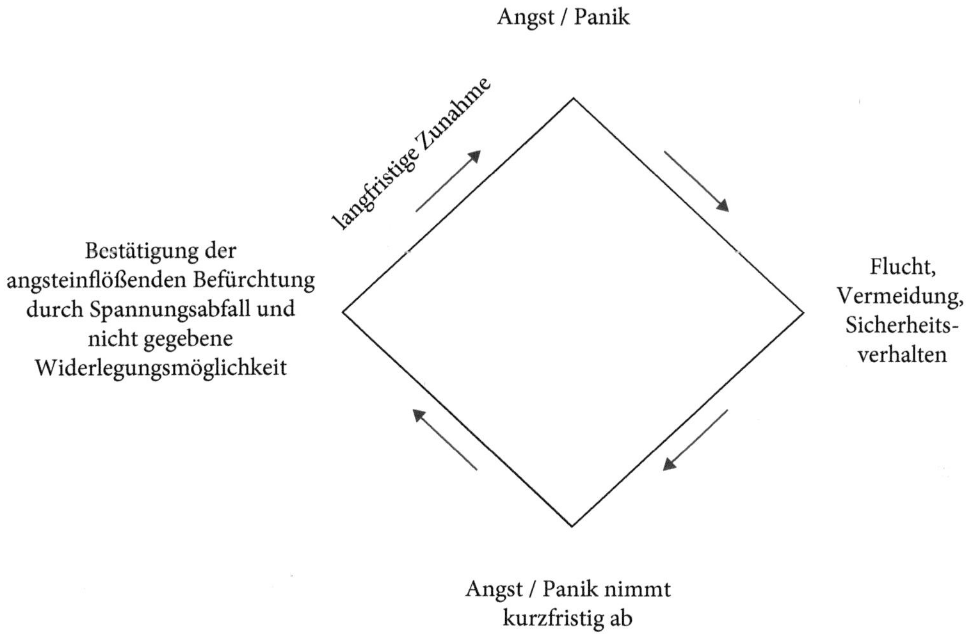

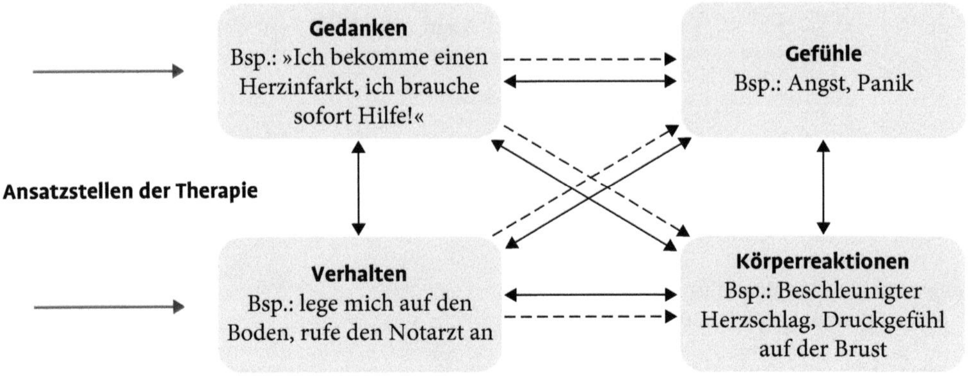

Gefühle, Körperreaktionen, Verhalten und Gedanken beeinflussen sich wechselseitig. Wenn wir Angst haben, führt dies zu einer Zunahme bestimmter Körperreaktionen, z. B. fängt unser Herz an schneller zu schlagen, wir nehmen einen zunehmenden Druck auf der Brust wahr. Auf gedanklicher Ebene zeigen sich häufig angsteinflößende Befürchtungen, z. B. umzukippen oder gar an einem Herzinfarkt zu sterben. Dies beeinflusst wiederum unser Verhalten. Wir versuchen, der Situation zu entfliehen oder tun etwas, was uns vermeintliche Sicherheit bietet, z. B. indem wir uns auf den Boden legen oder Hilfe suchen.

Haben Sie schon einmal versucht, direkt Ihr Gefühl zu beeinflussen, indem Sie sich gesagt haben, wie Sie sich nun fühlen möchten? Sie werden festgestellt haben, dass diese direkte Beeinflussung leider nicht möglich ist. Auch ist es nicht möglich, unsere Körperreaktionen willentlich zu beeinflussen, wie beispielsweise sich vorzunehmen, das Schwitzen einzustellen.

Die Kognitive Verhaltenstherapie versucht daher Gefühle und damit einhergehende teils sehr unangenehme Körperreaktionen indirekt zu beeinflussen, indem sie an dem Verhalten und den Bewertungsprozessen des Patienten ansetzt.

Auf gedanklicher Ebene:
- Identifikation der katastrophisierenden Bewertungen körperlicher Empfindungen
- Infrage stellen und Überprüfen ungünstiger Überzeugungen durch Realitätstests
- Entgegensetzen realistischer Bewertungen
- Distanzierung und Akzeptanz mittels Achtsamkeit und metakognitiver Strategien

Auf Verhaltensebene:
- Konfrontation mit körperlichen Symptomen und Abbau der damit einhergehenden Ängste durch interozeptive Exposition
- Abbau des Vermeidungs- und Sicherheitsverhaltens mittels In-vivo-Exposition
- Erlernen von Entspannungsverfahren

AB 4 Meine Therapieziele

Bitte formulieren Sie Ihre Ziele möglichst ...

- **S**pezifisch (d. h. nicht allgemein)
- **M**essbar
- **A**ttraktiv (d. h. lohnend, herausfordernd)
- **R**ealistisch
- **T**erminiert (d. h. zeitlich fixiert)

Auf der Verhaltensebene	S.M.A.R.T.?

Auf der gedanklichen Ebene	S.M.A.R.T.?

INFO 4 Zusammenhang zwischen Körperreaktionen, Gedanken, Gefühlen und Verhalten

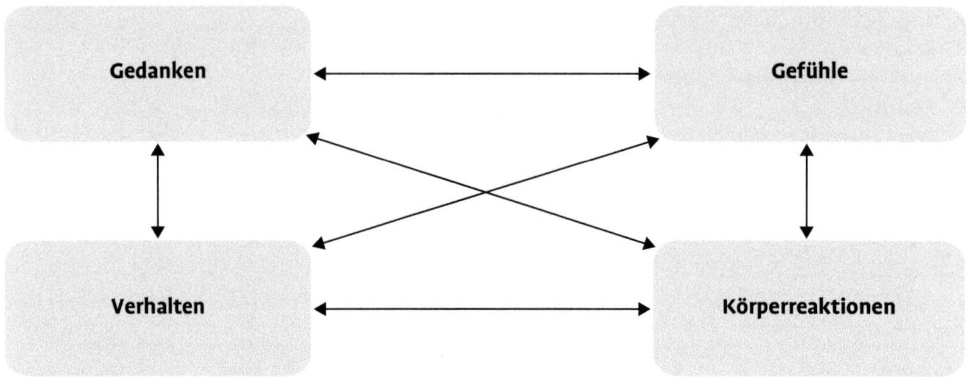

Situation	Körperreaktionen	Gedanken	Gefühl	Verhalten
Ich fahre an einem heißen Tag mit dem Bus nach Hause. Es ist Feierabendzeit, daher ist der Bus ziemlich überfüllt.	Schnelle, flache Atmung, leichter Schwindel, Hitzeschauer, weiche Knie	Ich kriege keine Luft mehr, ich kippe gleich um! Wenn ich jetzt nicht sofort aussteige, passiert eine Katastrophe!	Angst, Panik	Ich steige an der nächstmöglichen Haltestelle aus, obwohl ich noch weit von zuhause entfernt bin, setzte mich auf eine Bank und lasse mich von meinem Freund abholen.
		Puh ist das heiß, wenn ich zuhause bin, gönn' ich mir erst einmal ein Eis und eine erfrischende Dusche.	Gelassenheit, Vorfreude	Ich bleibe im Bus stehen und warte, bis ich an meiner Zielhaltestelle aussteige.

AB 5 Automatische Gedanken bei Panik und Agoraphobie

In der Folge finden Sie eine Reihe von automatischen Gedanken, die bei Patienten mit Panikstörung und Agoraphobie häufig auftreten.

Welche Gedanken kennen Sie von sich?

⬇

	▶ Mir ist schwindelig, gleich falle ich in Ohnmacht!
	▶ Ich bekomme keine Luft mehr, ich werde ersticken!
	▶ Bei den ganzen körperlichen Anzeichen erleide ich bestimmt einen Herzinfarkt!
	▶ Wenn ich alleine bin und eine Panikattacke habe, gibt es keinen, der mir helfen kann!
	▶ Ich werde noch komplett die Kontrolle verlieren!
	▶ Wenn das mit der Panik so weitergeht, drehe ich durch und werde verrückt!
	▶ Vermutlich stimmt irgendetwas körperlich nicht mit mir!
	▶ Das wird immer schlimmer, die nächste Attacke überlebe ich nicht!
	▶ Vermutlich drückt ein Tumor auf mein Gehirn – daher der Schwindel!
	▶ Ich bin völlig ausgeliefert!
	▶ Wenn ich jetzt umkippe, stoße ich mir den Kopf an und könnte daran sterben!
	▶ Wenn ich jetzt eine Panikattacke erleide, kann ich mich bei den Anwesenden nie mehr blicken lassen, weil es total peinlich ist!
	▶ Die werden mich alle für verrückt halten!
	▶ Ich muss Acht geben, dass immer jemand auf mich aufpasst. Ich kann mir nicht trauen!
	▶ Ich bin schutzlos ausgeliefert, ich kann nichts machen!
	▶ …
	▶ …
	▶ …
	▶

INFO 5 Typische Denkfehler bei Panik und Agoraphobie

Denkfehler sind Fehleinschätzungen oder falsche Schlussfolgerungen hinsichtlich einer Situation, die oft sehr schnell und unbewusst ablaufen. Denkfehler bewirken, dass eine Situation nicht rational, sondern in Abhängigkeit von unseren Erfahrungen und unserer subjektiven Interpretation, wie durch einen Filter wahrgenommen wird.

Dieses Phänomen findet man bei allen Menschen – mit oder ohne Panikstörung und Agoraphobie.

Untersucht man die automatischen Gedanken von Patienten mit Panikstörung und Agoraphobie etwas genauer, so fällt auf, dass diese oft durch einige typische Denkfehler gekennzeichnet sind, die im Folgenden dargestellt werden.

Fehlinterpretation normaler und angstassoziierter Körperempfindungen als gefährlich
Alltägliche Körperempfindungen oder Körperreaktionen im Rahmen einer Stressreaktion werden als gefährlich bewertet. Während beispielsweise eine Person ohne Panikstörung Schwindel als kleine, vorübergehende Kreislaufstörung wahrnimmt und ihn vermutlich auch als unangenehm erlebt, interpretiert eine Person mit Panikstörung diesen Schwindel als Zeichen dafür, einer Ohnmacht nahe zu sein und gleich umzukippen.

Katastrophisierung der Konsequenzen einer Panikattacke
Häufig werden die medizinischen, psychologischen oder sozialen Konsequenzen einer Panikattacke von den Betroffenen als offensichtlicher, länger anhaltend und schwerwiegender wahrgenommen, als sie tatsächlich sind.
Zum Beispiel machen sich Patienten mit einer Panikstörung und Agoraphobie Sorgen darüber, dass wiederholte Panikattacken schließlich zu einem Herzinfarkt führen könnten, wofür es tatsächlich keine wissenschaftlichen Belege gibt. Andere fürchten, dass das Auftreten einer Panikattacke in der Öffentlichkeit unweigerlich mit einem Gesichtsverlust verbunden ist, der nicht mehr zu reparieren ist. Tatsächlich fällt vielen Anwesenden die Panikattacke aber entweder gar nicht erst auf oder der Vorfall besitzt für die anderen Anwesenden eine so geringe Wichtigkeit, dass er kurze Zeit später gar nicht mehr erinnert wird.

Überschätzung der Wahrscheinlichkeit einer erneuten Panikattacke
Patienten mit Panikstörung und Agoraphobie schätzen die Wahrscheinlichkeit, eine Panikattacke zu erleben, höher ein, als sie tatsächlich ist.

Unterschätzung der Wahrscheinlichkeit eigener Bewältigungsmöglichkeiten
Gleichzeitig werden die Möglichkeiten, eine Panikattacke zu bewältigen, unterschätzt. Meist ist es den Betroffenen trotz Panikattacke möglich, ihren Tätigkeiten in gleicher Weise nachzukommen – auch wenn die Angst und Anspannung währenddessen erhöht ist.

AB 6 Automatische Gedanken hinterfragen

❶ **Situation**	❷ **Automatischer Gedanke**	❸ **Prüfung des Gedankens**
		Was spricht für diesen Gedanken, was dagegen?
	Gültigkeit des automatischen Gedankens (0–100 %):	Wie wahrscheinlich ist, dass die befürchtete Konsequenz tatsächlich eintritt?
	❹ Gültigkeit des automatischen Gedankens, nachdem dieser hinterfragt wurde (0–100 %):	Welche Alternativerklärungen gibt es?
	❺ **Realistischer, hilfreicher Gedanke**	Wie würden die meisten anderen Menschen in dieser Situation reagieren?
		Ist der automatische Gedanke hilfreich?
		Wie werden Sie voraussichtlich in einigen Monaten über diese Situation nachdenken?

Neubewertung von Körperempfindungen

Während Panikattacke erlebte Körperempfindungen	Automatischer Gedanke in Bezug auf die Körperempfindung	Alternativerklärung: Welche Erklärungen könnte es noch für die jeweilige Körperempfindung geben?
Herzklopfen	Gleich bleibt mein Herz stehen, vermutlich ein Zeichen eines bevorstehenden Herzinfarkts, ich werde sterben!	▶ Ich habe mich körperlich angestrengt ▶ Ich bin gestresst aufgrund vieler Dinge, die ich erledigen muss, und das Herzklopfen ein Teil meiner Stressreaktion ▶ Ich habe an eine emotional belastende Situation gedacht ▶ Ich bin verliebt ▶ Ich bin aufgeregt / nervös, z. B. weil ich einen spannenden Film anschaue ▶ …

AB 8 Günstige Gedanken bei Panik und Agoraphobie

In der Folge finden Sie eine Reihe von hilfreichen Gedanken, die Sie Ihren ungünstigen automatischen Gedanken entgegensetzen können.

Welche Gedanken möchten Sie gezielt für sich neu einsetzen?

⬇

- ▶ Diese Körperempfindung ist unangenehm, aber kein Zeichen von Gefahr!
- ▶ Dass ich diese Körperempfindungen nun so stark erlebe, ist Teil einer Stressreaktion, die mir vermeintliche Überlebenshilfe bieten möchte – nicht mehr und nicht weniger!
- ▶ Nach ein paar Minuten hat sich alles wieder beruhigt!
- ▶ Diesen Fehlalarm kenne ich schon, ich lass mich dadurch nicht aus der Ruhe bringen!
- ▶ Es gibt zahlreiche Alternativerklärungen für diese Empfindung. Dass etwas wirklich Schlimmes passiert, ist äußerst unwahrscheinlich!
- ▶ Ich schaffe das schon!
- ▶ Ich habe solche Situationen schon öfters bewältigt!
- ▶ Es ist sehr wahrscheinlich, dass meine Umwelt mir die Panikattacke gar nicht so anmerkt, wie ich es befürchte!
- ▶ Es gibt weitaus peinlichere Situationen als eine Panikattacke in der Öffentlichkeit zu haben, z. B. nackt durch die Straßen zu laufen.
- ▶ Ich lasse mich durch diese Panikattacken nicht unterkriegen!
- ▶ Ich lasse diese Panikattacken nicht weiter mein Leben bestimmen – ab jetzt übernehme ich wieder das Ruder!
- ▶ …
- ▶ …
- ▶ …

1 Zu überprüfender Gedanke:

Gültigkeit des automatischen Gedankens vor dem Realitätstest (0–100 %):

2 Was möchte ich konkret tun, um diesen Gedanken zu überprüfen?

3 Hierauf möchte ich während des Experiments gezielt verzichten:

4 Ergebnis des Experiments:

Gültigkeit des automatischen Gedankens nach dem Realitätstest (0–100 %):

INFO 6 Akzeptanz und Distanzierung mittels Achtsamkeit

Unter **Achtsamkeit** versteht man eine besondere Art der Aufmerksamkeitslenkung, die

- sich auf die Erfahrungen des **gegenwärtigen Augenblicks** bezieht,
- absichtsvoll,
- und möglichst **wertfrei** passiert sowie
- durch ein **»liebevolles Annehmen«** aller gemachten Erfahrungen gekennzeichnet ist.

Welchen Nutzen hat eine achtsame Grundhaltung bei Panikstörung und Agoraphobie?

Achtsam sein bedeutet, unangenehme Körperempfindungen und Gefühle als solche anzunehmen und diese möglichst wertfrei wahrzunehmen.
Beispiel: Anstatt dem Gefühl von Schwindel möglichst schnell zu entfliehen, indem ich die entsprechende Situation verändere, ich mich z. B. hinlege oder schone, aus Angst, ich könnte andernfalls in Ohnmacht fallen, bestünde eine achtsame Haltung darin, das Gefühl von Schwindel als solches anzunehmen und es wertfrei wahrzunehmen, ohne dabei in katastrophisierende Gedankenketten abzugleiten.

Stattdessen besteht das Ziel darin, sich mithilfe aller verfügbaren Sinneserfahrungen im Hier und Jetzt zu verankern. Anstelle ausschließlich auf die Körperempfindung und damit einhergehende Katastrophengedanken zu fokussieren, erweitere ich meine Aufmerksamkeit absichtsvoll auf die Gesamtsituation.

Gedanken werden als mentale Vorgänge und nicht als Tatsachen wahrgenommen.
Beispiel: Bei der Befürchtung, gleich einen Herzinfarkt zu erleiden, handelt es sich lediglich um einen mentalen Vorgang, also etwas, was in dem Moment in meinem Kopf passiert, und nicht um eine Tatsache.

Achtsamkeit fördert die Akzeptanz vorübergehend unangenehmer Zustände während der Exposition, da Gefühle als mentale Zustände wahrgenommen werden, die kommen und gehen.
Beispiel: Ich *habe* Angst und Panik, *bin* es aber nicht. Ich akzeptiere, dass das Gefühl von Angst da ist und lasse es seinen eigenen Lauf nehmen, ohne es gezielt zu verändern.

Fazit
Achtsamkeit fördert die Akzeptanz unangenehmer Zustände und ermöglicht eine Distanzierung von den gedanklichen Inhalten katastrophaler Fehlbewertungen. Dies wiederum führt zu einer Abnahme der emotionalen Stressreaktion.

Übung 1: Wertfreies Beschreiben der äußeren Situation
Begeben Sie sich in verschiedene Situationen und versuchen Sie die äußere Situation möglichst wertfrei zu beschreiben. Nutzen Sie hierbei all Ihre Sinne.

Z.B. machen Sie einen Spaziergang:
- Wie würden Sie die Dinge, die Sie sehen, einem blinden Begleiter beschreiben? Welche Formen und Farben nehmen Sie wahr?
- Wie würden Sie die Geräusche, die Sie hören, einem gehörlosen Begleiter beschreiben? Sind es hohe oder tiefe Töne, dumpfe oder schrille Geräusche?
- Wie würden Sie die Gerüche, die Sie riechen, einem geruchsblinden Begleiter beschreiben?
- Wie fühlt sich der Spaziergang an? Auf was für einem Untergrund bewegen Sie sich, ist er eher hart oder weich? Was können Sie mit Ihren Händen ertasten?
- Vielleicht können Sie sogar etwas schmecken?

Achten Sie dabei darauf, Ihre Wahrnehmungen nicht zu bewerten, also beispielsweise in »gut« oder »schlecht«, »angenehm« oder »unangenehm«, »schön« oder »hässlich« aufzuteilen, sondern beschreiben Sie die Dinge möglichst wertfrei.

Oder nehmen Sie achtsam Ihre nächste Mahlzeit wahr:
- Was riechen, schmecken, sehen, fühlen und hören Se, wenn Sie das Essen und Trinken zu sich nehmen? Achten Sie dabei darauf, auch hier wieder nicht zu bewerten, sondern Ihre Sinneseindrücke wertfrei zu beschreiben.

Übung 2: Wertfreies Beschreiben der äußeren und inneren Situation
Während Sie bei Übung 1 noch auf die äußere Situation fokussiert waren, ist das Ziel dieser Übung zusätzlich auch die in Ihnen ablaufenden Prozesse möglichst wertfrei wahrzunehmen. Begeben Sie sich hierzu wieder in verschiedene Situationen und versuchen Sie die äußere und innere Situation möglichst wertfrei zu beschreiben. Nutzen Sie hierbei wieder all Ihre Sinne.

Z.B. machen Sie wieder einen Spaziergang. Achten Sie diesmal zusätzlich auf folgendes:
- Welche Körperreaktionen nehmen Sie bei sich wahr? Wie fühlen sich diese bei Ihnen an? Wie würden Sie diese beispielsweise für einen wissenschaftlichen Artikel möglichst objektiv beschreiben?
- Welche Gedanken nehmen Sie bei sich wahr? Um was für eine Art von Gedanken handelt es sich dabei? Sind es Sorgen, Erinnerungen, Wünsche, Pläne oder andere Gedankenformen?
- Welche Gefühle erleben Sie? Woran erkennen Sie, dass Sie sich so fühlen?

Achten Sie darauf, sich immer wieder im Hier und Jetzt zu verankern, d.h. immer wieder in die aktuelle Situation zurückzufinden und nicht in Gedanken oder Gefühlszustände abzugleiten. Geben Sie zudem wieder darauf Acht, Ihre Eindrücke nicht zu bewerten, indem Sie sie in die oben beschriebenen Kategorien einteilen.

Diese Übung lässt sich z. B. wiederholen, wenn Sie ins Bett gehen, wenn Sie bei der Arbeit sind oder eine Mahlzeit zu sich nehmen.

Die folgenden Vorlagen dienen dazu, sie entlang der gestrichelten Linie auszuschneiden und auf die Rückseite von (Post-)Karten (passend für DIN A6-Format) mit ansprechendem Motiv zu kleben. Integrieren Sie sie anschließend in Ihren Alltag, indem Sie sie an verschiedenen Orten, an denen Sie sich häufig aufhalten (z. B. Schreibtisch, Bad, Esstisch), platzieren.

Ziel ist, dass Sie sich hierdurch immer wieder an die Durchführung einer kurzen Achtsamkeitsübung erinnert fühlen und somit Ihre achtsame Grundhaltung stärken.

Vorlage 1:

Übung »Momentaufnahme«

Diese kurze Achtsamkeitsübung lässt sich bei nahezu jeder Gelegenheit durchführen.

Achten Sie zunächst auf Ihren Atem, ohne ihn zu verändern. Spüren Sie an die Stelle Ihres Körpers, an der sich Ihr Atem am besten wahrnehmen lässt.

Richten Sie dann Ihre Aufmerksamkeit darauf, wie es Ihnen gerade geht:
Welche Gedanken und Gefühle nehmen Sie bei sich wahr?
Bemerken Sie, was Ihnen durch den Kopf geht und wie Sie sich fühlen. Lassen Sie die Gedanken und Gefühle dann wieder ziehen.

Spüren Sie nun in Ihren Körper: **Welche Körperempfindungen nehmen Sie wahr?**

Vorlage 2:

Übung »Achtsames Essen«

Diese Achtsamkeitsübung bietet sich an, egal bei was Sie essen. Versuchen Sie dabei Ihre Aufmerksamkeit nacheinander auf Ihre 5 Sinne zu richten:

Sehen: Wie sieht das, was Sie essen, aus? Welche Farbe hat es, welche Form? Wie sieht die Oberfläche aus, wie ist deren Struktur beschaffen?

Fühlen: Was fühlen Sie vor, während und nach dem Essen? Achten Sie hierbei auf die Empfindungen Ihrer Finger, aber auch auf die Wahrnehmungen in Ihrem Mund, bis hin auf dem Weg in Ihren Magen.

Riechen: Nach was riecht das, was Sie vorliegen haben?

Schmecken: Nach was schmeckt das, was Sie essen?

Hören: Was können Sie mit Ihren Ohren wahrnehmen, während Sie essen?

Vorlage 3:

Übung »Achtsames Duschen«

Diese Achtsamkeitsübung können Sie mit unter die Dusche nehmen. Versuchen Sie dabei Ihre Aufmerksamkeit nacheinander auf Ihre 5 Sinne zu richten:

Sehen: Wie sieht es aus, wenn das Wasser über Ihren Körper läuft und sich seinen Weg in Richtung Abfluss bahnt?

Fühlen: Wie fühlt sich das Wasser auf Ihrer Haut an? Ist es eher warm oder kalt, der Druck eher stark oder schwach? Richten Sie Ihre Aufmerksamkeit auch auf Ihre Empfindungen, während Sie sich einseifen.

Riechen: Welchen Geruch nehmen Sie während der Dusche wahr?

Schmecken: Vielleicht können Sie während der Dusche auch etwas schmecken?

Hören: Welche Geräusche können Sie während des Duschens wahrnehmen? Wie klingt das Wasser, während es fließt?

Vorlage 4:

Übung »Achtsames Laufen«

Diese Achtsamkeitsübung kann Sie auf jedem Weg begleiten, den Sie zu Fuß bestreiten.

Richten Sie dabei Ihre Aufmerksamkeit auf die **Empfindungen in Ihren Füßen**.

Spüren Sie den **Druck auf Ihren Fußsohlen**, während Sie einen Schritt vor den anderen setzen.

Was nehmen Sie wahr, **wenn Sie Ihre Füße während des Gehens abrollen?**

Wie verlagert sich Ihr Gewicht, während Sie gehen?

Gibt es **Körperempfindungen in Ihren Beinen oder in anderen Körperpartien?**

Achten Sie auf Ihren Atem. Wie verhält sich dieser beim Gehen? Es ist hierbei nicht nötig, Ihren Atem zu beeinflussen.

(1) Nehmen Sie eine bequeme Position in Ihrem Stuhl ein. Sitzen Sie aufrecht mit Ihren Füßen flach auf dem Boden, die Arme und Beine unverschränkt und lassen Sie Ihre Hände in Ihrem Schoß ruhen. Schließen Sie sanft Ihre Augen [10 Sekunden Pause].

(2) Nehmen Sie sich ein paar Momente Zeit, um die Empfindungen in Ihrem Körper wahrzunehmen, ganz besonders die Empfindungen von Berührung und Druck an jenen Stellen, wo Ihr Körper mit dem Stuhl oder dem Fußboden in Kontakt kommt [10 Sekunden Pause].
Beobachten Sie das sanfte Ein- und Ausströmen Ihres Atems in Ihrer Brust und in Ihrem Bauch. Es ist nicht nötig, dass Sie versuchen, Ihren Atem irgendwie zu kontrollieren – die Atmung geschieht ganz von alleine [10 Sekunden Pause].
Versuchen Sie, so gut es geht, diese Einstellung des freundlichen Zulassens und Akzeptierens auch auf andere Bereiche Ihres Erlebens zu übertragen. Sie brauchen nichts zu verändern, keinen bestimmten Zustand zu erreichen. So weit wie es Ihnen möglich ist, lassen Sie Ihr Erleben einfach so sein, wie es ist, ohne es verändern zu müssen [15 Sekunden Pause].

(3) Es ist natürlich, dass sich Ihre Aufmerksamkeit von Ihrer Atmung abwendet und Gedanken, Sorgen, Bildern, Körperempfindungen oder Angstgefühlen zuwendet. Nehmen Sie diese Gedanken und Gefühle zur Kenntnis, erkennen Sie deren Vorhandensein an und verweilen Sie bei ihnen [10 Sekunden Pause].
Es ist nicht nötig, an etwas anderes zu denken, die Gedanken zu vertreiben, oder irgendetwas zu lösen. So gut es geht, erlauben Sie ihnen, da zu sein … geben Sie sich den Raum den Sie brauchen … und gehen Sie freundlich und mitfühlend mit Ihrer Erfahrung um [10 Sekunden Pause].

(4) Erlauben Sie sich, bei dem anwesend zu sein, wovor Sie Angst haben. Nehmen Sie Zweifel, Vorbehalte, Ängste und Sorgen zur Kenntnis. Nehmen Sie diese nur zur Kenntnis und erkennen Sie ihr Dasein an, ohne sie zu bearbeiten [10 Sekunden Pause].
Sehen Sie sich nun für einen Augenblick selbst, wie Sie mit Ihren Werten und Ihr Engagement da sein können. Fragen Sie sich selbst: »Wozu bin ich da? Wohin will ich? Was möchte ich machen?« [15 Sekunden Pause].

(5) Nun konzentrieren Sie sich auf einen Gedanken oder eine Situation, die für Sie schwierig gewesen ist. Es könnte ein besonders belastender Gedanke, eine Sorge, eine Vorstellung oder intensive Körperempfindungen sein. Lenken Sie Ihre Aufmerksamkeit sanft, direkt, und konsequent auf und in das Unbehagen, egal wie schlimm es Ihnen erscheint [10 Sekunden Pause].
Nehmen Sie alle starken Gefühle wahr, die in Ihrem Körper entstehen, und erlauben Sie ihnen so zu sein wie sie sind, anstatt so zu sein, wie Sie es denken. Behalten Sie sie einfach nur im Bewusstsein [10 Sekunden Pause].
Bleiben Sie bei Ihrem Unbehagen und atmen Sie mit ihm [10 Sekunden Pause]. Versuchen Sie, sich dem Unbehagen behutsam zu öffnen und hierfür Raum zu schaffen, das Unbehagen zu akzeptieren und zuzulassen [Pause], und schenken Sie den Empfindungen des Unbehagens auf mitfühlende Weise Ihre ganze Aufmerksamkeit [15 Sekunden Pause].

(6) Wenn Sie wahrnehmen, wie Sie zunehmend angespannter werden und sich dagegen auflehnen, oder die Erfahrung wegschieben, erkennen Sie dieses an und schauen Sie, ob Sie etwas Raum dafür schaffen können, was immer Sie auch erleben [10 Sekunden Pause].
Muss dieses Gefühl oder dieser Gedanken Ihr Feind sein? [10 Sekunden Pause].
Oder können Sie es erleben, zur Kenntnis nehmen, anerkennen und da sein lassen? [10 Sekunden Pause].
Können Sie Raum schaffen für das Unbehagen, die Spannung, die Angst, die Niedergeschlagenheit? [10 Sekunden Pause].
Wie fühlt sich das nun eigentlich jetzt an, diese Gefühle zu haben? [10 Sekunden Pause]
Ist dies etwas, gegen das Sie kämpfen müssen, oder können Sie das Unbehagen hereinlassen, indem Sie sich selbst bewusst sagen: »Lass mich es haben; lass mich fühlen, was zu fühlen ist, weil es jetzt meine Erfahrung ist«.

(7) Wenn die Empfindungen oder das Unbehagen stärker werden, erkennen Sie ihr Dasein an, bleiben Sie bei ihnen [10 Sekunden Pause], während Sie mit ihnen atmen und sie akzeptieren [10 Sekunden Pause].
Ist das Unbehagen etwas, das Sie nicht haben dürfen, nicht haben können? [10 Sekunden Pause].
Auch wenn Ihr Verstand Ihnen sagt, dass Sie nicht können, können Sie in Ihrem Herzen Raum für das Unbehagen schaffen? [10 Sekunden Pause].
Gibt es in Ihnen Raum, um dieses zu fühlen, mit Mitgefühl und Freundlichkeit sich selbst und der eigenen Erfahrung gegenüber? [15 Sekunden Pause].

(8) Abgesehen von Empfindungen in Ihrem Körper, bemerken Sie vielleicht auch Gedanken, die mit den Empfindungen einhergehen, und Gedanken über die Gedanken. Wenn Sie solche Gedanken wahrnehmen, lassen Sie sie ebenfalls herein … werden Sie durchlässiger und öffnen Sie sich ihnen, wenn Sie sie wahrnehmen [10 Sekunden Pause].
Sie bemerken vielleicht auch, wie Ihr Verstand sich mit Wertungen einschaltet, wie z. B. »das ist gefährlich« oder »es wird immer schlimmer«. Wenn dies geschieht, danken Sie Ihrem Verstand für diese Wertung [10 Sekunden Pause] und kehren Sie zur gegenwärtigen Erfahrung so zurück, wie sie ist, nicht wie Ihr Verstand sagt, wie sie ist, indem Sie Gedanken als Gedanken, körperliche Empfindungen als körperliche Empfindungen und Gefühle als Gefühle wahrnehmen – nicht mehr und nicht weniger [15 Sekunden Pause].

(9) Bleiben Sie bei Ihrem Unbehagen so lange, wie Sie es beschäftigt [10 Sekunden Pause].
Wenn Sie spüren, dass die Angst und Gefühle des Unbehagens Sie nicht mehr weiter beschäftigen, lassen Sie sie ziehen.

(10) Lenken Sie Ihre Aufmerksamkeit nun wieder zurück auf das Hier und Jetzt. Werden Sie sich bewusst, in welchem Raum Sie sich befinden, und in welcher Situation. Nehmen Sie sich einen Augenblick Zeit, um sich vorzunehmen, diese Art des behutsamen Zulassens und Sich-Selbst-Akzeptierens in ihr gegenwärtiges Leben einfließen zu lassen [5 Sekunden Pause], und öffnen Sie langsam wieder die Augen, wenn Sie bereit sind.

Was bedeutet Exposition?
Die Exposition ist ein therapeutisches Verfahren, das sich vor allem im Bereich der Angststörungen als äußerst wirksam herausgestellt hat. Während einer Exposition werden Patienten mit objektiv sicheren Situationen konfrontiert, die bei den Betroffenen starkes Unbehagen, meist in Form von Angst oder Panik, auslösen. Ziel hierbei ist es, so lange in der gefürchteten Situation zu verweilen, bis die Angstreaktion von alleine nachlässt. Durch Exposition werden neue Erfahrungen möglich, das Gehirn lernt also um. Dies wiederum bewirkt, dass mittel- bis langfristig die Angstreaktion nachlässt.

Welche Expositionsverfahren werden bei Panikstörung und Agoraphobie verwendet?
Bei Panikstörung und Agoraphobie haben sich zwei Expositionsverfahren bewährt:

- **Interozeptive Exposition:** Bei diesem Verfahren wird der Patient mit verschiedenen angstauslösenden Körperempfindungen konfrontiert, die zu diesem Zwecke durch Übungen provoziert oder durch alltägliche Aktivitäten ausgelöst werden.
  Beispiel: Um Schwindel zu erzeugen, dreht der Betroffene sich wiederholt um die eigene Achse. Das Ziel der Expositionsübung besteht darin, den Schwindel auszuhalten, bis er von alleine nachlässt. Eine alltägliche Aktivität, die unangenehme körperliche Empfindungen auslösen kann, wäre z. B. Ausdauersport. Hier bestünde eine Übung darin, joggen zu gehen und die dabei auftretenden Körperempfindungen wie z. B. Herzrasen auszuhalten, bis sie von alleine nachlassen.

- **In-Vivo-Exposition:** Bei dieser Form von Exposition wird der Patient mit angstauslösenden Situationen konfrontiert, die meist im Rahmen der Agoraphobie gefürchtet oder vermieden werden.
  Beispiel: Der Patient fürchtet, in einem belebten Kaufhaus eine Panikattacke zu erleiden. Im Rahmen der Exposition würde der Betroffene das Kaufhaus gezielt aufsuchen und sich so lange dort aufhalten, bis die Angst von alleine nachlässt. Wichtig hierbei ist, dass auf jegliches Verhalten, das dem Patienten Sicherheit gibt, z. B. das Mitführen einer Notfallmedikation, verzichtet wird, da sonst daraus falsche Lernschlüsse gezogen werden könnten.

Expositionen sind keine Mutproben! Es geht darum, sich den dabei ablaufenden Prozessen auf gedanklicher, emotionaler und körperlicher Ebene entschlossen und bewusst zu stellen und langfristig eine neue Haltung zu entwickeln.

Jede Expositionsübung wird mit Ihnen sorgfältig vorbereitet und nachbesprochen. Die ersten Expositionen finden in der Regel zudem therapeutenbegleitet statt.

Wie verhält sich die Angst bei Flucht bzw. Vermeidung und bei Exposition?

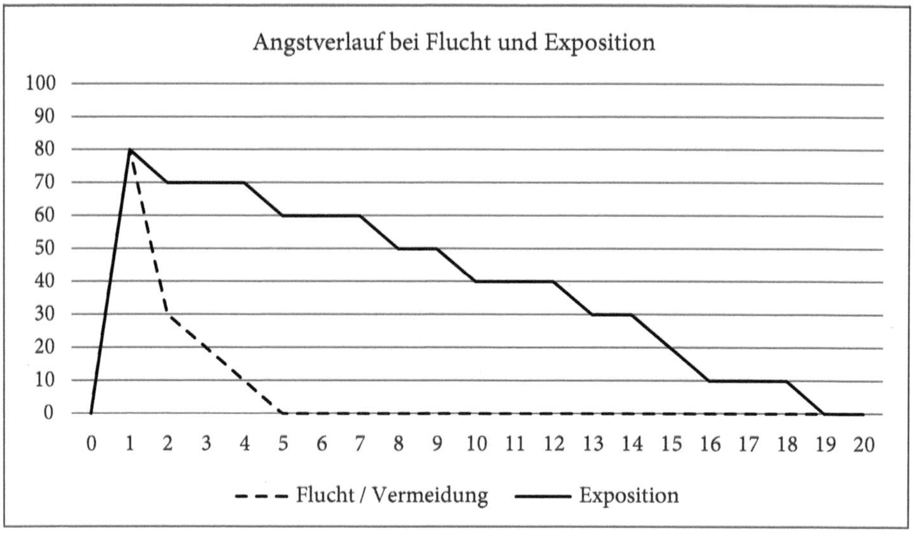

Während die Angst bei Flucht und Vermeidung meist sehr schnell nachlässt, bleibt sie bei der Exposition zunächst in hoher Ausprägung bestehen. Sie steigt jedoch nicht bis ins Unendliche an, sondern lässt irgendwann von alleine langsam nach. Dies kann darauf zurückgeführt werden, dass Ihr Körper die dafür erforderlichen, begrenzten Energieressourcen aufgebraucht hat.

Die Lernerfahrung, dass die Angst irgendwann von alleine nachlässt, ohne der Situation zu entfliehen oder etwas anderes Bestimmtes zu tun, ist eine ganz wesentliche!

Wie verhält sich die Angst bei wiederholter Exposition?

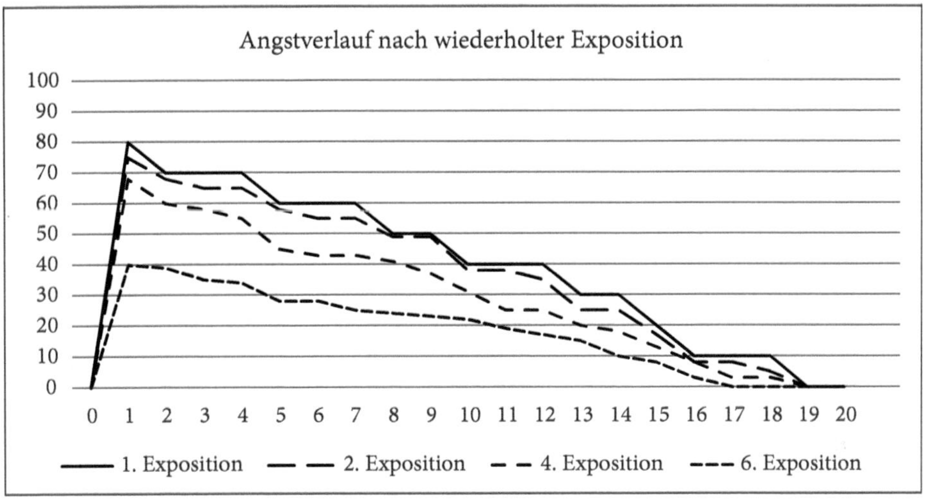

Es ist nicht damit zu rechnen, dass bei wiederholter Konfrontation mit ein und derselben Situation die Angst in derselben Stärke auftritt wie bei der ersten Exposition. Nach wiederholter Exposition lässt die Angstreaktion in der Regel nach. Ihr Gehirn lernt allmählich, dass die befürchteten Konsequenzen nicht eintreten, trotz dessen, dass Sie sich der Situation stellen. Dies macht sich durch eine Abnahme der emotionalen Reaktion bemerkbar.

Bitte führen Sie nacheinander die folgenden Übungen durch. Beantworten Sie nach jeder Übung die folgenden Fragen und tragen Sie Ihre Bewertung in die Rating-Tabelle ein.

(1) Wie unangenehm war die durch die Übung erzeugte Körperempfindung?
(0 = gar nicht unangenehm, 10 = extrem unangenehm)

(2) Wie stark war die hierdurch erzeugte Angst in ihrer Höchstausprägung?
(0 = gar keine Angst, 10 = extreme Angst)

(3) Wie ähnlich war die durch die Übung ausgelöste Körperempfindung der Symptomatik, die Sie während einer Panikattacke erleben?
(0 = keine Ähnlichkeit, 10 = identisch)

(1) Hyperventilieren Sie für 1 Minute. Atmen Sie dabei tief und schnell, mit viel Druck.
(2) Atmen Sie für eine Minute durch einen Strohhalm. Halten Sie dabei Ihre Nase zu.
(3) Halten Sie Ihren Atem für 30 Minuten an, halten Sie dabei Ihre Nase zu.
(4) Füllen Sie Ihre Lungen mit Luft bis sich Ihre Brust vollgefüllt anfühlt. Atmen Sie für 1 Minute schnell und flach in die Brust hinein.
(5) Schütteln Sie Ihren Kopf für 30 Sekunden hin und her.
(6) Drehen Sie sich für 30 Sekunden schnell um die eigene Achse. Halten Sie sich direkt danach nirgends fest und setzen Sie sich nicht hin.
(7) Spannen Sie für 1 Minute Ihre komplette Körpermuskulatur an oder gehen Sie alternativ für 1 Minute in Liegestütz-Position.
(8) Steigen Sie für 1 Minute schnell im Wechsel auf eine Stufe oder Box und dann wieder herunter.
(9) Platzieren Sie Ihren Kopf für 30 Sekunden zwischen Ihren Beinen, stehen Sie anschließend schnell auf.
(10) Starren Sie für 2 Minuten auf ein und dieselbe Stelle, versuchen Sie dabei nicht zu blinzeln.
(11) Schauen Sie für 30 Sekunden ins Licht und dann auf eine weiße Wand.

Rating-Tabelle

	Unbehagen (0–10)	Max. Angstniveau (0–10)	Ähnlichkeit zur Paniksymptomatik (0–10)
(1) Hyperventilieren			
(2) Strohhalm atmen			
(3) Luft anhalten			
(4) Brustatmung			
(5) Kopf schütteln			
(6) Um die eigene Achse drehen			
(7) Körpermuskulatur anspannen / Liegestütz			
(8) Auf- und Absteigen			

	Unbehagen (0–10)	Max. Angstniveau (0–10)	Ähnlichkeit zur Paniksymptomatik (0–10)
(9) Kopf zwischen den Beinen			
(10) Starren			
(11) Ins Licht schauen			
...			

Nachdem Sie die einzelnen Übungen durchgeführt und bewertet haben, markieren Sie nun diejenigen Übungen, die in ihrer Ähnlichkeit zur Paniksymptomatik Werte größer gleich 4 erhalten haben.

Sortieren Sie anschließend die markierten Übungen nach der hierbei empfundenen Angst – beginnen Sie mit der Übung, die am wenigsten Angst ausgelöst hat, bis hin zu derjenigen, die am meisten Angst erzeugt hat.

Persönliche Angsthierarchie

1. ______________________
2. ______________________
3. ______________________
4. ______________________
5. ______________________
6. ______________________
7. ______________________
8. ______________________
9. ______________________
10. ______________________
11. ______________________
12. ______________________

AB 14 Expositionsprotokoll – Teil 1

Übung: ______________________________ Datum, Uhrzeit: ____________________

Angstniveau unmittelbar vor der Übung (0–10): __________

Bitte füllen Sie die folgenden Punkte aus, nachdem die durch die Übung ausgelösten Körperempfindungen von alleine nachgelassen haben.

Erlebte Körperempfindungen:

____

____

____

Wahrgenommene Gedanken:
Davor:

____

____

____

Währenddessen:

____

____

____

Danach:

____

____

____

Unbehagen (0–10): ____________________

Max. Angstniveau (0–10): ____________________

Ähnlichkeit zur Paniksymptomatik (0–10): ____________________

Bitte kreuzen Sie diejenigen Aktivitäten bzw. Situationen an, die für Sie unangenehm sind oder die Sie vermeiden, aus Angst, eine Panikattacke zu erleiden.

	▶ Ausdauersport betreiben, z. B. Joggen gehen, Fahrrad fahren
	▶ aus dem Liegen heraus schnell aufstehen
	▶ bei heißen Außentemperaturen draußen laufen gehen
	▶ Boot / Fähre fahren
	▶ das Fahrangebot in einem Freizeitpark nutzen (z. B. Achterbahn fahren)
	▶ duschen / ein Bad nehmen, während Türen und Fenster geschlossen sind
	▶ einen Berg oder Treppenstufen schnell hochrennen
	▶ Gewichte heben
	▶ ins Fitnessstudio gehen
	▶ reichhaltige, schwere Kost zu sich nehmen
	▶ Saunieren
	▶ Schwimmen
	▶ Sendungen mit medizinischem Inhalt anschauen / anhören
	▶ Sendungen / Filme mit spannendem Inhalt anschauen / anhören
	▶ sexuell aktiv sein
	▶ sich bei Auseinandersetzungen / Diskussionen beteiligen
	▶ sich in verrauchten Räumen aufhalten
	▶ Sportereignisse im Fernsehen oder live anschauen
	▶ stickige Läden oder Einkaufszentren besuchen
	▶ Tanzen
	▶ überhitzte Fahrzeuge oder öffentliche Verkehrsmittel nutzen

Sortieren Sie anschließend die markierten Übungen nach der hierbei empfundenen Angst – beginnen Sie mit der Übung, die am wenigsten Angst ausgelöst hat, bis hin zu derjenigen, die am meisten Angst erzeugt hat.

Persönliche Angsthierarchie

1. ____________________
2. ____________________
3. ____________________
4. ____________________
5. ____________________
6. ____________________
7. ____________________
8. ____________________
9. ____________________
10. ____________________
11. ____________________
12. ____________________

AB 16 Expositionsprotokoll – Teil 2

Übung: ______________________ Datum, Uhrzeit: ______________________

Angstniveau unmittelbar vor der Übung (0–10): __________

Bitte füllen Sie die folgenden Punkte aus, nachdem die durch die Übung ausgelösten Körperempfindungen von alleine nachgelassen haben.

Erlebte Körperempfindungen:

____

____

____

Wahrgenommene Gedanken:
Davor:

____

____

____

Währenddessen:

____

____

____

Danach:

____

____

____

Unbehagen (0–10): __________

Max. Angstniveau (0–10): __________

Ähnlichkeit zur Paniksymptomatik (0–10): __________

Persönliche Angsthierarchie

Bitte führen Sie hier alle angstauslösenden Situationen auf, beginnen Sie dabei mit der am wenigsten angstauslösenden Situation.

Angstauslösende Situation	Erwartetes Angstniveau (0–10)
1. ____________________	____________________
2. ____________________	____________________
3. ____________________	____________________
4. ____________________	____________________
5. ____________________	____________________
6. ____________________	____________________
7. ____________________	____________________
8. ____________________	____________________
9. ____________________	____________________
10. ____________________	____________________
11. ____________________	____________________
12. ____________________	____________________

Vor der Exposition

Übung:

Gesundes Zielverhalten (Wie wollen Sie sich konkret in der Situation verhalten? Auf welches Sicherheitsverhalten möchten Sie verzichten?):

Datum, Uhrzeit:

Angstniveau unmittelbar vor der Übung (0–10):

Während der Exposition

Erlebte Körperempfindungen:

Gedanken:

Gefühle:

Max. Angstniveau (0–10):

Nach der Exposition

____

Uhrzeit: Angstniveau (0–10):

______________________________ __________

Erlebte Körperempfindungen:

____

____

____

Gedanken:

____

____

____

Gefühle:

____

____

Setzen Sie sich möglichst bequem hin, Ihre Füße sollten festen Kontakt zum Boden haben.

In der Folge werden Sie dazu angeleitet, nacheinander einzelne Muskelgruppen für kurze Zeit anzuspannen (5–7 Sekunden). Sie fühlen den Druck, die Spannung, die Muskeln arbeiten ganz stark. Die Anspannung sollte spürbar, aber nicht schmerzhaft sein.

Lassen Sie dann wieder locker und entspannen Sie sich. Fühlen Sie, wie sich die Entspannung und die Ruhe immer weiter ausbreiten (45–60 Sekunden).

Folgen Sie diesem Muster aus Anspannung und Entspannung nun für die folgenden Muskelgruppen.

Arme

(1) Spannen Sie zunächst die Muskeln der rechten Hand und des rechten Unterarms an, indem Sie die Hand zur Faust ballen.
(2) Spannen Sie die Muskeln Ihres rechten Oberarms an, indem Sie den Ellenbogen anwinkeln. Spannen Sie den Bizeps an.
(3) Spannen Sie die Muskeln der linken Hand und des linken Unterarms an, indem Sie die Hand zur Faust ballen.
(4) Spannen Sie die Muskeln Ihres linken Oberarms an, indem Sie den Ellenbogen anwinkeln. Spannen Sie den Bizeps an.

Gesicht und Nacken

(5) Spannen Sie die Stirnmuskulatur an, indem Sie Ihre Augenbrauen so weit hochziehen, wie Sie können, und legen Sie Ihre Stirn in Falten.
(6) Spannen Sie die Muskeln in der Mittelpartie Ihres Gesichts an, indem Sie die Augen fest schließen und die Nase rümpfen.
(7) Spannen Sie die Muskeln der unteren Gesichtspartie an, indem Sie Lippen und Zähne fest aufeinander pressen und die Zunge nach oben drücken.
(8) Spannen Sie Ihre Nackenmuskeln an. Es gibt dort viele Muskeln, die Ihren Hals in verschiedene Richtungen ziehen. Spannen Sie alle Muskeln an, indem Sie versuchen, Ihren Hals in alle vier Richtungen gleichzeitig zu bewegen. Wenn Sie das tun, kann sich Ihr Hals nicht bewegen, aber Sie spüren das Zittern, weil alle Muskeln gegeneinander zerren.

Rumpf

(9) Spannen Sie die großen Muskeln der oberen Rückenpartie an, indem Sie die Schultern nach hinten drücken, als ob Sie sie hinter sich berühren wollten.
(10) Spannen Sie Ihre Bauchmuskeln an.

Beine

(11) Spannen Sie die Oberschenkelmuskeln Ihres rechten Beines an. Ähnlich wie im Nackenbereich gibt es auch im Oberschenkel viele Muskeln, die gegeneinander arbeiten. Sie können sie alle auf einmal anspannen, indem Sie das rechte Bein etwas anheben und den Oberschenkel hart machen.
(12) Spannen Sie die rechte Wade an, indem Sie Ihren Fuß und Ihre Zehenspitzen nach vorne richten. Dehnen Sie nicht zu stark, denn dieser Muskel verkrampft sich leicht.
(13) Spannen Sie Ihren rechten Knöchel und Ihr Schienbein an, indem Sie Füße und Zehen gegen Ihr Gesicht richten.

(14) Spannen Sie die Oberschenkelmuskeln Ihres linken Beines an. Ähnlich wie im Nackenbereich gibt es auch im Oberschenkel viele Muskeln, die gegeneinander arbeiten. Sie können sie alle auf einmal anspannen, indem Sie das linke Bein etwas anheben und den Oberschenkel hart machen.

(15) Spannen Sie die linke Wade an, indem Sie Ihren Fuß und Ihre Zehenspitzen nach vorne richten. Dehnen Sie nicht zu stark, denn dieser Muskel verkrampft sich leicht.

(16) Spannen Sie Ihren linken Knöchel und Ihr Schienbein an, indem Sie Füße und Zehen gegen Ihr Gesicht richten.

Nach Bernstein & Borkovec (1992)

Entspannungsprotokoll

Datum	Uhrzeit	Entspannungsgrad (0–10)			Kommentare
		Davor	Danach	Uhrzeit	

Angewandte Entspannung – Selbstbeobachtung

Datum	Situation	Panik-Intensität (0–10)	Entspannung		Panik-Intensität (0–10) danach (Zeit in min)	Kommentare
			ja	nein		

AB 22 Funktionalität meiner Erkrankung

Auch wenn die Nachteile Ihrer Panikstörung/Agoraphobie auf den ersten Blick klar im Vordergrund stehen und zu überwiegen scheinen, so lassen sich bei genauerer Betrachtung immer wieder auch »positive Nebenwirkungen« der Erkrankung erkennen. Diese können bei fehlender Berücksichtigung zur Folge haben, dass trotz durchgeführter Behandlung keine oder kaum eine Verbesserung der Symptomatik eintritt.

Welche Vor- und Nachteile ergeben sich aus Ihrer Erkrankung? Beginnen Sie mit den Nachteilen.

Nachteile meiner Erkrankung	Vorteile meiner Erkrankung

Was spricht für eine Verbesserung der Symptomatik, was dagegen? Welche positiven und negativen Folgen wären mit einer Verbesserung verknüpft?

Pro Verbesserung	Contra Verbesserung

1. Schritt: Problembeschreibung

Was genau ist das Problem? Wie äußert sich dieses genau in Ihrem Verhalten, auf emotionaler, gedanklicher und körperlicher Ebene? Welche Personen sind hierbei involviert? Wann bzw. wie häufig tritt es auf?

2. Schritt: Problemanalyse

Wie lange besteht das Problem schon? Wie ist das Problem entstanden? Welche Bedingungen halten das Problem aufrecht? Welche Konsequenzen hat das Problem für Ihr Leben? Welche Versuche haben Sie bereits unternommen, um das Problem zu lösen? Warum hat es nicht funktioniert?

3. Schritt: Zielanalyse

Was für ein Ziel haben Sie? Was konkret wünschen Sie sich? Wie lässt sich dieses Ziel in kleinere, überschaubare Teilziele zerlegen? Bitte prüfen Sie hierbei, ob Ihre Ziele realistisch sind.

4. Schritt: Lösungs- und Veränderungsplanung

Welche Lösungswege gibt es für die einzelnen Teilziele? Sammeln Sie zunächst alle möglichen Lösungswege, ohne diese vorschnell zu bewerten.

Bewerten Sie im Anschluss die einzelnen Lösungswege danach, wie gut diese durchführbar sind, hinsichtlich ihrer kurz- und langfristigen Konsequenzen und ob dadurch irgendwelche neue Probleme entstehen könnten. Sie können hierfür Symbole wie – –, –, +, ++ … o.ä. verwenden. Entscheiden Sie sich schließlich für den am besten beurteilten Lösungsweg.

5. Schritt: Ausprobieren des Lösungsweges
Setzten Sie nun den ausgewählten Lösungsweg in die Realität um. Notieren Sie im Anschluss, was Sie genau getan haben und mit welchem Ergebnis.

6. Schritt: Bewertung des Ergebnisses
Was war bei der Umsetzung des Lösungsweges erfolgreich, was weniger? Inwieweit wurden Fortschritte bei der Lösung des Problems erreicht? Welche Konsequenzen hatte die Durchführung des gewählten Lösungsweges auf Ihr Umfeld?

Falls Sie zu dem Ergebnis kommen, dass der ausgewählte Lösungsweg wenig erfolgreich war und daher aufgegeben werden sollte, beginnen Sie erneut bei Schritt 4.

7. Schritt: Transferplanung

Welche Aspekte dieser Lösung könnten auch für andere (Teil-)Probleme erfolgreich eingesetzt werden?

AB 24 Umgang mit zukünftigen Rückfällen

Dieses Blatt soll Sie auf zukünftige Rückfälle vorbereiten – diese sind im Rahmen der Panikstörung und Agoraphobie nicht ungewöhnlich und können anhand der bisher gelernten Strategien meist schnell wieder unter Kontrolle gebracht werden.

Situationen, die aktuell noch schwierig sind bzw. zukünftig Panikattacken oder Vermeidungsverhalten auslösen könnten	Bisher gelernte Strategien – was wäre hier hilfreich? Andere Strategien?

INFO 8 Informationen für Angehörige

Dieses Blatt beinhaltet die wesentlichen Informationen zu Panikstörung und Agoraphobie und soll Sie darin unterstützen, konstruktiv mit Ihrem Angehörigen umzugehen.

Was passiert bei einer Panikattacke?
Bei Panikattacken kommt es zu einer übermäßigen Stressreaktion, die sich durch ein plötzliches Auftreten verschiedener körperlicher Symptome und intensiver Angst auszeichnet. Diese Symptome sind zwar äußerst unangenehm, jedoch stellen Sie keine tatsächliche Gefahr dar.

Wie soll ich reagieren, wenn mein Angehöriger eine Panikattacke erleidet?
Auch wenn Panikattacken durchaus einen angsteinflößenden Charakter haben und bei Betroffenen und Angehörigen Sorgen über mögliche körperliche Ursachen auslösen, so liegt meist kein zugrundeliegendes körperliches Problem vor. Wurden körperliche Ursachen ausgeschlossen und eine Panikstörung diagnostiziert, so sollten Sie bei einer Panikattacke versuchen, möglichst ruhig zu bleiben und sich in Erinnerung rufen, dass es sich hierbei lediglich um eine übermäßige Stressreaktion handelt, die nach wenigen Minuten von alleine nachlässt.

Das Konsultieren eines Arztes ist nicht nötig, kann im Gegenteil eher dazu führen, dass die Erkrankung langfristig aufrechterhalten wird.

Wie kann ich meinen Angehörigen am besten unterstützen?
Die Folge von Panikattacken kann darin bestehen, dass der Betroffene sich davor fürchtet, bestimmte Dinge zu tun und sie aufgrund dessen vermeidet, beispielsweise körperliche Anstrengung umgeht, nicht mehr alleine das Haus verlässt oder größere Menschenmengen vermeidet.

Nicht selten neigen Angehörige dazu, den Patienten zu schonen und ihm die mit Angst einhergehenden Aufgaben bzw. Aktivitäten abzunehmen. Dies ist nachvollziehbar, weil es dem Betroffenen dadurch vorerst besser geht. Langfristig verstärkt dies jedoch die Problematik, da der Betroffene daraus die Lernerfahrung zieht, dass die Angst nur durch die Vermeidung bestimmter Situationen oder mithilfe eines bestimmten Sicherheitsverhaltens (z. B. nur in Begleitung des Angehörigen das Haus verlassen) zu bewältigen ist. Dies führt jedoch zu einer zunehmenden Einschränkung und Beeinträchtigung in verschiedenen Lebensbereichen.

Sie sollten also Ihren Angehörigen nicht aus falscher Rücksichtnahme heraus schonen und ihn in seinem Vermeidungsverhalten unterstützen, sondern dazu ermutigen, sich seinen Ängsten zu stellen.

Dies ist sicherlich keine einfache Aufgabe und mit viel Kraft und Anstrengung für den Betroffenen verbunden. Daher erhält er in der Therapie Unterstützung und Strategien, wie er mit diesen Ängsten umgehen kann.

Erwarten Sie nicht zu schnell zu viel von Ihrem Angehörigen. Verhaltensänderungen sind anstrengend und benötigen ihre Zeit. Loben Sie Ihren Angehörigen auch für kleine Erfolge!

Literatur

Alsleben, H. & Hand, I. (2013). Soziales Kompetenztraining. Leitfaden für die Einzel- und Gruppentherapie bei Sozialer Phobie (2. Auflage). Wien: Springer.

American Psychiatric Association (APA, 1980). DSM-III-R: Diagnostic and statistical manual of mental disorders. American Psychiatric Association.

American Psychiatric Association (APA, 2014). Diagnostisches und Statistisches Manual Psychischer Störungen – DSM-5 (P. Falkai, H.-U. Wittchen, M. Döpfner, W. Gaebel, W. Maier, W. Rief, H. Saß, & M. Zaudig Hrsg.). Göttingen: Hogrefe.

Andrews, G., Creamer, M., Crino, R., Hunt, C., Lampe, L. & Page, A. (2003). The treatment of anxiety disorders: Clinician guides and patient manuals. Cambridge: Cambridge University Press.

Arntz, A. (2002). Cognitive therapy versus interoceptive exposure as treatment of panic disorder without agoraphobia. Behaviour research and therapy, 40(3), 325–341.

Arntz, A. & Van Den Hout, M. (1996). Psychological treatments of panic disorder without agoraphobia: Cognitive therapy versus applied relaxation. Behaviour research and therapy, 34(2), 113–121.

Bandelow, B. (1997). Panik-und Agoraphobie-Skala: PAS. Göttingen: Hogrefe.

Bandelow, B., Lichte, T., Rudolf, S., Wiltink, J. & Beutel, M. (2015). S3-Leitlinie Angststörungen. Heidelberg: Springer.

Bandura, A. (1983). Self-efficacy determinants of anticipated fears and calamities. Journal of Personality and Social Psychology, 45(2), 464–469.

Bandura, A. & Rosenthal, T. L. (1966). Vicarious classical conditioning as a function of araousal level. Journal of Personality and Social Psychology, 3, 54–62.

Bar-Haim, Y., Lamy, D., Pergamin, L., Bakermans-Kranenburg, M. J. & Van Ijzendoorn, M. H. (2007). Threat-related attentional bias in anxious and nonanxious individuals: A meta-analytic study. Psychological bulletin, 133(1), 1–24.

Barlow, D. H., O'Brien, G. T. & Last, C. G. (1984). Couples treatment of agoraphobia. Behavior Therapy, 15(1), 41–58.

Bartling, G., Fiegenbaum, W. & Krause, R. (1980). Reizüberflutung. Theorie und Praxis. Stuttgart: Kohlhammer.

Bellodi, L., Perna, G., Caldirola, D., Arancio, C., Bertani, A. & Di Bella, D. (1998). CO^2-induced panic attacks: a twin study. American Journal of Psychiatry, 155(9), 1184–1188.

Benkert, O. & Hippius, H. (2009). Kompendium der Psychiatrischen Pharmakotherapie (9. Aufl.). Heidelberg: Springer.

Bentz, D., Michael, T. & Margraf, J. (2009). Konfrontation und Exposition. Psychiatrie und Psychotherapie up2date, 6, 409–425.

Bernstein, D. A. & Borkovec, T. D. (1992). Entspannungstraining. München: Pfeiffer.

Bienvenu , O. J., Hettema , J. M., Neale , M. C., Prescott , C. A. & Kendler, K. S. (2007). Low Extraversion and High Neuroticism as Indices of Genetic and Environmental Risk for Social Phobia, Agoraphobia, and Animal Phobia. American Journal of Psychiatry, 164(11), 1714–1721.

Black, D. W., Wesner, R. B., Gabel, J., Bowers, W. & Monahan, P. (1994). Predictors of short-term treatment response in 66 patients with panic disorder. Journal of Affective Disorders, 30(4), 233–241.

Boulenger, J.-P., Uhde, T. W., Wolff III, E. A. & Post, R. M. (1984). Increased sensitivity to caffeine in patients with panic disorders: Preliminary evidence. Archives of General Psychiatry, 41(11), 1067–1071.

Bouton, M. E., Mineka, S. & Barlow, D. H. (2001). A modern learning theory perspective on the etiology of panic disorder. Psychological Review, 108(1), 4–32.

Buller, R., Maier, W., Goldenberg, I. M., Lavoir, P. W. & Benkert, O. (1991). Chronology of panic and avoidance, age of onset in panic disorder, and prediction of treatment response. European Archives of Psychiatry and Clinical Neuroscience, 240(3), 163–168.

Burgess, I., Jones, L., Robertson, S., Radcliffe, W. & Emerson, E. (1981). The degree of control exerted by phobic and non-phobic verbal stimuli over the recognition behaviour of phobic and non-phobic subjects. Behaviour Research and Therapy, 19(3), 233–243.

Burke, K. C., Burke, J. D., Rae, D. S. & Regier, D. A. (1991). Comparing age at onset of major depression and other psychiatric disorders by birth cohorts in five US community populations. Archives of General Psychiatry, 48(9), 789–795.

Campbell-Sills, L., Barlow, D. H., Brown, T. A. & Hofmann, S. G. (2006). Effects of suppression and acceptance on emotional responses of individuals with anxiety and mood disorders. Behaviour Research and Therapy, 44(9), 1251–1263.

Chambless, D. & Goldstein, A. (1981). Clinical treatment of agoraphobia. In M. Mavissakalian & D. H. Barlow (Eds.), Phobia: Psychological and pharmacological treatment (pp. 103–144). New York: Guilford.

Charney, D. S., Heninger, G. R. & Jatlow, P. I. (1985). Increased anxiogenic effects of caffeine in panic disorders. Archives of General Psychiatry, 42(3), 233–243.

Chorpita, B. F. & Barlow, D. H. (1998). The development of anxiety: the role of control in the early environment. Psychological Bulletin, 124(1), 3–21.

Chorpita, B. F., Brown, T. A. & Barlow, D. H. (1998). Perceived control as a mediator of family environment in etiological models of childhood anxiety. Behavior Therapy, 29(3), 457–476.

Chouinard, G., Annable, L., Fontaine, R. & Solyom, L. (1982). Alprazolam in the treatment of generalized anxiety and panic disorders: A double-blind placebo-controlled study. Psychopharmacology, 77(3), 229–233.

Clark, D. M. (1986). A cognitive approach to panic. Behaviour Research and Therapy, 24(4), 461–470.

Clark, D. M. (1988). A cognitive model of panic attacks. In S. Rachman & J. D. Maser (Eds.), Panic: Psychological perspectives (pp. 71–89). Hillsdale, NJ: Erlbaum.

Clark, D. M., Salkovskis, P. M. & Chalkley, A. J. (1985). Respiratory control as a treatment for panic attacks. Journal of Behavior Therapy and Experimental Psychiatry, 16(1), 23–30.

Clark, D. M., Salkovskis, P. M., Gelder, M. G., Koehler, C., Martin, M., Anastasiades, P., Hackmann, A., Middleton, H. & Jeavons, A. (1988). Tests of a cognitive theory of panic. In I. Hand & H.-U. Wittchen (Eds.), Panic and Phobias 2: Treatments and Variables Affecting Course and Outcome (pp. 149–158). Heidelberg: Springer.

Clark, D. M., Salkovskis, P. M., Hackmann, A., Middleton, H., Anastasiades, P. & Gelder, M. (1994). A comparison of cognitive therapy, applied relaxation and imipramine in the treatment of panic disorder. The British Journal of Psychiatry, 164(6), 759–769.

Clark, D. M., Salkovskis, P. M., Öst, L.-G., Breitholtz, E., Koehler, K. A., Westling, B. E., Jeavons, A. & Gelder, M. (1997). Misinterpretation of body sensations in panic disorder. Journal of Consulting and Clinical Psychology, 65(2), 203–213.

Coplan, J. D., Andrews, M. W., Rosenblum, L. A., Owens, M. J., Friedman, S., Gorman, J. M. & Nemeroff, C. B. (1996). Persistent elevations of cerebrospinal fluid concentrations of corticotropin-releasing factor in adult nonhuman primates exposed to early-life stressors: implications for the pathophysiology of mood and anxiety disorders. Proceedings of the National Academy of Sciences, 93(4), 1619–1623.

Coplan, J. D. & Lydiard, R. B. (1998). Brain circuits in panic disorder. Biological Psychiatry, 44(12), 1264–1276.

Coryell, W. (1997). Hypersensitivity to carbon dioxide as a disease-specific trait marker. Biological Psychiatry, 41(3), 259–263.

Costello, E. J., Mustillo, S., Erkanli, A., Keeler, G. & Angold, A. (2003). Prevalence and development of psychiatric disorders in childhood and adolescence. Archives of General Psychiatry, 60(8), 837–844.

Craske, M. G. & Barlow, D. H. (2007). Treatment of panik and agoraphobia. In D. H. Barlow (Ed.), Handbook of psychological disorders (4th ed.). New York: Guilford.

Craske, M. G., Miller, P. P., Rotunda, R. & Barlow, D. H. (1990). A descriptive report of features of initial unexpected panic attacks in minimal and extensive avoiders. Behaviour Research and Therapy, 28(5), 395–400.

Craske, M. G., Rowe, M., Lewin, M. & Noriega-Dimitri, R. (1997). Interoceptive exposure versus breathing retraining within cognitive-behavioural therapy for panic disorder with agoraphobia. British Journal of Clinical Psychology, 36(1), 85–99.

Daiuto, A. D., Baucom, D. H., Epstein, N. & Dutton, S. S. (1998). The application of behavioral couples therapy to the assessment and treatment of agoraphobia: Implications of empirical research. Clinical Psychology Review, 18(6), 663–687.

Doctor, R. M. (1980). Major results of a large scale pretreatment survey of agoraphobics. Paper presented at the Second Annual Phobia Conference, Washington, DC.

Domschke, K. (2014). Praktische Bedeutung der Genetik bei Angststörungen. Journal für Neurologie, Neurochirurgie und Psychiatrie, 15(2), 90–95.

Eaton, W. W., Kessler, R. C., Wittchen, H. U. & Magee, W. J. (1994). Panic and panic disorder in the United States. The American Journal of Psychiatry, 151(3), 413–420.

Ehlers, A. (1993). Somatic symptoms and panic attacks: A retrospective study of learning experiences. Behaviour Research and Therapy, 31(3), 269–278.

Ehlers, A. (1995). A 1-year prospective study of panic attacks: Clinical course and factors associated with maintenance. Journal of Abnormal Psychology, 104(1), 164–172.

Ehlers, A., Margraf, J. & Chambless, D. (2001). Fragebogen zu körperbezogenen Ängsten, Kognitionen und Vermeidung: AKV. Weinheim: Beltz-Test.

Faravelli, C. (1985). Life events preceding the onset of panic disorder. Journal of Affective Disorders, 9(1), 103–105.

Faravelli, C. & Paionni, A. (2001). Panic disorder: clinical course, morbidity and comorbidity. In E. J. L. Griez, C. Faravelli, D. Nutt & J. Zohar (Eds.), Anxiety Disorders. An Introduction to Clinical Management and Research (pp. 51–79). Chichester: Wiley.

Faravelli, C. & Pallanti, S. (1989). Recent life events and panic disorder. American Journal of Psychiatry, 146(5), 622–626.

Faravelli, C., Pallanti, S., Biondi, F., Paterniti, S. & Scarpato, M. A. (1992). Onset of panic disorder. American Journal of Psychiatry, 149(6), 827–828.

Faravelli, C., Paterniti, S. & Scarpato, A. (1995). 5-year prospective, naturalistic follow-up study of panic disorder. Comprehensive Psychiatry, 36(4), 271–277.

Finlay-Jones, R. & Eckhardt, B. (1981). Psychiatric disorder among the young unemployed. Australian and New Zealand Journal of Psychiatry, 15(3), 265–270.

Foa, E. B. & Kozak, M. J. (1986). Emotional processing of fear: Exposure to corrective information. Psychological Bulletin, 99(1), 20–35.

Forsyth, J. P., Lejuez, C. & Finlay, C. (2000). Anxiogenic effects of repeated administrations of 20 % CO ^{2}-enriched air: Stability within sessions and habituation across time. Journal of Behavior Therapy and Experimental Psychiatry, 31(2), 103–121.

Freud, S. (1909). Analyse der Phobie eines fünfjährigen Knabens. In S. Freud (1947), Gesammelte Werke, Siebenter Band. Werke aus den Jahren 1906–1909. London: Imago Publishing Co., Ltd.

Furukawa, T. A., Watanabe, N. & Churchill, R. (2006). Psychotherapy plus antidepressant for panic disorder with or without agoraphobia. Systematic Review, 188(4), 305–312.

Gawin, F. H. & Markoff, R. A. (1981). Panic anxiety after abrupt discontinuation of amitriptyline. The American Journal of Psychiatry, 138(1), 117–118.

George, D. T., Nutt, D., Dwyer, B. & Linnoila, M. (1990). Alcoholism and panic disorder: Is the comorbidity more than coincidence? Acta Psychiatrica Scandinavica, 81(2), 97–107.

Goddard, A. W. & Charney, D. S. (1997). Toward an integrated neurobiology of panic disorder. Journal of Clinical Psychiatry, 58(2), 4–11.

Goethe, J. W. (1811). Dichtung und Wahrheit (2. Teil). Frankfurt a. M.: Insel.

Goldstein, A. J. & Chambless, D. L. (1978). A reanalysis of agoraphobia. Behavior Therapy, 9, 47–59.

Goodwin, R. D., Faravelli, C., Rosi, S., Cosci, F., Truglia, E., de Graaf, R. & Wittchen, H.-U. (2005). The epidemiology of panic disorder and agoraphobia in Europe. European Neuropsychopharmacology, 15(4), 435–443.

Gorman, J. M., Kent, J. M., Sullivan, G. M. & Coplan, J. D. (2000). Neuroanatomical hypothesis of panic disorder, revised. The American Journal of Psychiatry, 157(4), 493–505.

Grant, B. F., Hasin, D. S., Stinson, F. S., Dawson, D. A., Goldstein, R. B., Smith, S., Huang, B. & Saha, T. D. (2006). The epidemiology of DSM-IV panic disorder and agoraphobia in the United States: results from the National Epidemiologic Survey on Alcohol and Related Conditions. Journal of Clinical Psychiatry, 67(3), 363–374.

Gray, J. A. (1982). The nerupsychology of anxiety: An inquiry into the functions of the septo-hippocampal system. Oxford: Oxford University Press.

Hand, I. (2005). Exposition und Konfrontation. In M. Linden & M. Hautzinger (Hrsg.), Verhaltenstherapiemanual (S. 152–162). Heidelberg: Springer.

Harris, B. (1979). Whatever happened to little Albert? American Psychologist, 34(2), 151–160.

Hayano, F., Nakamura, M., Asami, T., Uehara, K., Yoshida, T., Roppongi, T., Otsuka, T., Inoue, T. & Hirayasu, Y. (2009). Smaller amygdala is associated with anxiety in patients with panic disorder. Psychiatry and Clinical Neurosciences, 63(3), 266–276.

Hayes, S. C., Wilson, K. G., Gifford, E. V., Follette, V. M. & Strosahl, K. (1996). Experiential avoidance and behavioral disorders: A functional dimensional approach to diagnosis and treatment. Journal of Consulting and Clinical Psychology, 64(6), 1152–1168.

Hayward, C., Killen, J. D., Kraemer, H. C. & Taylor, C. B. (2000). Predictors of panic attacks in adolescents. Journal of the American Academy of Child & Adolescent Psychiatry, 39(2), 207–214.

Heidenreich, T. & Michalak, J. (2006). Einführung in die Thematik Achtsamkeit und Akzeptanz in der Psychotherapie. Zeitschrift für Psychiatrie, Psychologie und Psychotherapie, 54(4), 231–240.

Hoehn-Saric, R., McLeod, D. R. & Zimmerli, W. D. (1991). Psychophysiological response patterns in panic disorder. Acta Psychiatrica Scandinavica, 83(1), 4–11.

Hofmann, A. (1963). Psychotomimetic substances. Indian Journal of Pharamcy, 25(8), 245–256.

Hollister, L. E. (1969). Chemical psychoeses: LSD and related drugs. Springfield, IL: C. C. Thomas.

Hoyer, J., Helbig, S. & Margraf, J. (2005). Diagnostik der Angststörungen. Göttingen: Hogrefe.

Isensee, B., Wittchen, H.-U., Stein, M. B., Höfler, M. & Lieb, R. (2003). Smoking increases the risk of panic: Findings from a prospective community study. Archives of General Psychiatry, 60(7), 692–700.

Isolan, L. R., Zeni, C. P., Mezzomo, K., Blaya, C., Kipper, L., Heldt, E. & Manfro, G. G. (2005). Behaviorial inhibition and history of childhood anxiety disorders in Brazilian adult patients with panic disorder and social anxiety disorder. Revista Brasileira de Psiquiatria, 27(2), 97–100.

Ito, L. M., de Araujo, L. A., Tess, V. L. C., de Barros-Neto, T. P., Asbahr, F. R. & Marks, I. (2001). Self-exposure therapy for panic disorder with agoraphobia. Randomised controlled study of external v. interoceptive self-exposure, 178(4), 331–336.

Jacobson, E. (1938). Progressive relaxation. Chicago: University of Chicago Press.

Kabat-Zinn, J. (1990). Full catastrophe living: The program of the Stress Reduction Clinic at the University of Massachusetts Medical Center. New York: Delta.

Kanfer, F. H., Reinecker, H. & Schmelzer, D. (2006). Selbstmanagement-Therapie. Heidelberg: Springer.

Kemper, C. J., Ziegler, M. & Taylor, S. (2009). Überprüfung der psychometrischen Qualität der deutschen Version des Angstsensitivitätsindex-3. Diagnostica, 55(4), 223–233.

Kessler, R. C., Berglund, P., Demler, O., Jin, R., Merikangas, K. R. & Walters, E. E. (2005a). Lifetime prevalence and age-of-onset distributions of DSM-IV disorders in the National Comorbidity Survey Replication. Archives of General Psychiatry, 62(6), 593–602.

Kessler, R. C., Chiu, W. T., Demler, O. & Walters, E. E. (2005b). Prevalence, severity, and comorbidity of 12-month DSM-IV disorders in the National Comorbidity Survey Replication. Archives of General Psychiatry, 62(6), 617–627.

Kessler, R. C., Chiu, W. T., Jin, R., Ruscio, A. M., Shear, K. & Walters, E. E. (2006). The epidemiology of panic attacks, panic disorder, and agoraphobia in the National Comorbidity Survey Replication. Archives of General Psychiatry, 63(4), 415–424.

Kessler, R. C., McGonagle, K. A., Zhao, S., Nelson, C. B., Hughes, M., Eshleman, S., Wittchen, U.-H. & Kendler, K. S. (1994). Lifetime and 12-month prevalence of DSM-III-R psychiatric disorders in the United States: Results from the National Comorbidity Survey. Archives of general psychiatry, 51(1), 8–19.

Kessler, R. C., Stang, P. E., Wittchen, H.-U., Ustun, T. B., Roy-Burne, P. P. & Walters, E. E. (1998). Lifetime panic-depression comorbidity in the National Comorbidity Survey. Archives of General Psychiatry, 55(9), 801–808.

Kim, B., Lee, S.-H., Kim, Y. W., Choi, T. K., Yook, K., Suh, S. Y., Cho, S. J. & Yook, K.-H. (2010). Effectiveness of a mindfulness-based cognitive therapy program as an adjunct to pharmacotherapy in patients with panic disorder. Journal of Anxiety Aisorders, 24(6), 590–595.

Kim, Y. W., Lee, S. H., Choi, T. K., Suh, S. Y., Kim, B., Kim, C. M., Cho, S. J., Kim, M. J., Yook, K., Ryu, M. , Song, S. K. & Yook, K.-H. (2009). Effectiveness of mindfulness-based cognitive therapy as an adjuvant to pharmacotherapy in patients with panic disorder or generalized anxiety disorder. Depression and Anxiety, 26(7), 601–606.

Kimbrel, N. A., Nelson-Gray, R. O. & Mitchell, J. T. (2007). Reinforcement sensitivity and maternal style as predictors of psychopathology. Personality and Individual Differences, 42(6), 1139–1149.

Klein, E., Zohar, J., Geraci, M. F., Murphy, D. L. & Uhde, T. W. (1991). Anxiogenic effects of m-CPP in patients with panic disorder: Comparison to caffeine's anxiogenic effects. Biological Psychiatry, 30(10), 973–984.

Kleiner, L. & Marshall, W. (1987). The role of interpersonal problems in the development of agoraphobia with panic attacks. Journal of Anxiety Disorders, 1(4), 313–323.

Kouzis, A. C. & Eaton, W. W. (1994). Emotional disability days: Prevalence and predictors. American Journal of Public Health, 84(8), 1304–1307.

Lang, P. J. (1988). Fear, anxiety, and panic: Context, cognition, and visceral arousal. In S. Rachman & J. D. Maser (Eds.), Panic: Psychological perspectives (pp. 219–236). Hillsdale, NJ: Erlbaum.

Lang, T., Helbig-Lang, S. & Petermann, F. (2009). Was wirkt in der kognitiven Verhaltenstherapie der Panikstörung mit Agoraphobie? Ein systematisches Review. Zeitschrift für Psychiatrie, Psychologie und Psychotherapie, 57(3), 161–175.

Laux, L. & Spielberger, C. D. (1981). Das State-Trait-Angstinventar: STAI. Weinheim: Beltz.

Lelliott, P., Marks, I., McNamee, G. & Tobeña, A. (1989). Onset of panic disorder with agoraphobia: Toward an integrated model. Archives of General Psychiatry, 46(11), 1000–1004.

Leskin, G. A. & Sheikh, J. I. (2002). Lifetime trauma history and panic disorder: Findings from the National Comorbidity Survey. Journal of Anxiety Disorders, 16(6), 599–603.

Liebeck, H. (2015). Problemlösetraining. In M. Linden & M. Hautzinger (Hrsg.), Verhaltenstherapiemanual (8. Aufl.). Heidelberg: Springer.

Lohmann, B. & Annies, S. (2016). Achtsamkeit in der Verhaltenstherapie: Störungsspezifische Interventionen und praktische Übungen (2. Aufl.). Stuttgart: Schattauer.

Longo, D., Fauci, A., Kasper, D., Hauser, S., Jameson, S. & Loscalzo, J. (2011). Harrison's Principles of Internal Medicine Vol. 2 (18th ed.). New York: McGraw-Hill Professional.

Lörch, B., Graf-Morgenstern, M., Hautzinger, M., Schlegel, S., Hain, C., Sandmann, J. & Benkert, O. (1999). Randomised placebo-controlled trial of moclobemide, cognitive-behavioural therapy and their combination in panic disorder with agoraphobia. The British Journal of Psychiatry, 174(3), 205–212.

Löwe, B., Spitzer, R. L., Zipfel, S. & Herzog, W. (2002). Gesundheitsfragebogen für Patienten (PHQ-D). Komplettversion und Kurzform. Testmappe mit Manual, Fragebögen, Schablonen (2. Aufl.). Karlsruhe: Pfizer.

Lynch, P., Bakal, D. A., Whitelaw, W. & Fung, T. (1991). Chest muscle activity and panic anxiety: A preliminary investigation. Psychosomatic Medicine, 53(1), 80–89.

Malizia, A. L., Cunningham, V. J., Bell, C. J., Liddle, P. F., Jones, T. & Nutt, D. J. (1998). Decreased brain GABAA-benzodiazepine receptor binding in panic disorder: Preliminary results from a quantitative pet study. Archives of General Psychiatry, 55(8), 715–720.

Marcaurelle, R., Bélanger, C. & Marchand, A. (2003). Marital relationship and the treatment of panic disorder with agoraphobia: A critical review. Clinical Psychology Review, 23(2), 247–276.

Margraf, J., Ehlers, A. (2007). Beck Angst-Inventar – deutsche Bearbeitung. Frankfurt a. Main: Harcourt Test Services.

Markowitz, J. S., Weissman, M. M., Ouellette, R., Lish, J. D. & Klerman, G. L. (1989). Quality of life in panic disorder. Archives of General Psychiatry, 46(11), 984–992.

Marks, I. M., Swinson, R. P., Ba, M., Kuch, K., Noshirvani, H., O'Sullivan, G., Lelliott, P. T., Kirby, M., McNamee, G. & Sengun, S. (1993). Alprazolam and exposure alone and combined in panic disorder with agoraphobia. A controlled study in London and Toronto. The British Journal of Psychiatry, 162(6), 776–787.

Maron, E. & Shlik, J. (2006). Serotonin function in panic disorder: Important, but why? Neuropsychopharmacology, 31(1), 1–11.

Massana, G., Serra-Grabulosa, J. M., Salgado-Pineda, P., Gastó, C., Junqué, C., Massana, J., Mercader, J. M., Gómez, B., Tobeña, A. & Salamero, M. (2003). Amygdalar atrophy in panic disorder patients detected by volumetric magnetic resonance imaging. Neuroimage, 19(1), 80–90.

Massion, A. O., Warshaw, M. G. & Keller, M. B. (1993). Quality of life and psychiatric morbidity in panic disorder and generalized anxiety disorder. The American Journal of Psychiatry, 150(4), 600–607.

Mathews, A. & MacLeod, C. (1994). Cognitive approaches to emotion and emotional disorders. Annual Review of Psychology, 45, 25–50.

McNally, R. J. & Foa, E. B. (1987). Cognition and agoraphobia: Bias in the interpretation of threat. Cognitive Therapy and Research, 11(5), 567–581.

McNally, R. J., Foa, E. B. & Donnell, C. D. (1989). Memory bias for anxiety information in patients with panic disorder. Cognition & Emotion, 3(1), 27–44.

McNally, R. J., Riemann, B. C. & Kim, E. (1990). Selective processing of threat cues in panic disorder. Behaviour Research and Therapy, 28(5), 407–412.

Miller, J. J., Fletcher, K. & Kabat-Zinn, J. (1995). Three-year follow-up and clinical implications of a mindfulness meditation-based stress reduction intervention in the treatment of anxiety disorders. General Hospital Psychiatry, 17(3), 192–200.

Mineka, S., Gunnar, M. & Champoux, M. (1986). Control and early socioemotional development: Infant rhesus monkeys reared in controllable versus uncontrollable environments. Child Development, 57(5), 1241–1256.

Mitte, K. (2005). A meta-analysis of the efficacy of psycho-and pharmacotherapy in panic disorder with and without agoraphobia. Journal of Affective Disorders, 88(1), 27–45.

Mitte, K. (2008). Memory bias for threatening information in anxiety and anxiety disorders: A meta-analytic review. Psychological Bulletin, 134(6), 886–911.

Mogg, K., Wilson, K. A., Hayward, C., Cunning, D. & Bradley, B. P. (2012). Attentional biases for threat in at-risk daughters and mothers with lifetime panic disorder. Journal of Abnormal Psychology, 121(4), 852–862.

Mowrer, O. (1960). Two-factor learning theory: Versions one and two. In Learning theory and behavior (pp. 63–91). Hoboken, NJ: John Wiley & Sons Inc.

Munjack, D. J., Crocker, B., Cabe, D., Brown, R., Usigli, R., Zulueta, A., McManus, M., McDowell, D., Palmer, R. & Leonard, M. (1989). Alprazolam, propranolol, and placebo in the treatment of panic disorder and agoraphobia with panic attacks. Journal of Clinical Psychopharmacology, 9(1), 22–27.

Nardi, A. E., Valença, A. M., Lopes, F. L., de-Melo-Neto, V. L., Freire, R. C., Veras, A. B., Nascimento, I., King, A. L., Soares-Filho, G. L., Mezzasalma, M. A. & Zin, W. A. (2007). Caffeine and 35 % carbon dioxide challenge tests in panic disorder. Human Psychopharmacology: Clinical and Experimental, 22(4), 231–240.

Norberg, M. M., Krystal, J. H. & Tolin, D. F. (2008). A meta-analysis of D-cycloserine and the facilitation of fear extinction and exposure therapy. Biological Psychiatry, 63(12), 1118–1126.

Noyes, R., Anderson, D. J., Clancy, J., Crowe, R. R., Slymen, D. J., Ghoneim, M. M. & Hinrichs, J. V. (1984). Diazepam and propranolol in panic disorder and agoraphobia. Archives of General Psychiatry, 41(3), 287–292.

Noyes, R., Reich, J., Christiansen, J., Suelzer, M., Pfohl, B. & Coryell, W. A. (1990). Outcome of panic disorder: Relationship to diagnostic subtypes and comorbidity. Archives of General Psychiatry, 47(9), 809–818.

Nutt, D. (1998). Antidepressants in panic disorder: Clinical and preclinical mechanisms. Journal of Clinical Psychiatry, 59(8), 24–28.

Nutt, D., & Lawson, C. (1992). Panic attacks: A neurochemical overview of models and mechanisms. The British Journal of Psychiatry, 160(2), 165–178.

Öhman, A. & Soares, J. J. (1994). "Unconscious anxiety": Phobic responses to masked stimuli. Journal of Abnormal Psychology, 103(2), 231–240.

Öst, L.-G. (1987). Applied relaxation: Description of a coping technique and review of controlled studies. Behaviour Research and Therapy, 25(5), 397–409.

Otto, M. W., Tolin, D. F., Simon, N. M., Pearlson, G. D., Basden, S., Meunier, S. A., Hofmann, S.G., Eisenmenger, K., Krystal, J. H. & Pollack, M. H. (2010). Efficacy of D-cycloserine for enhancing response to cognitive-behavior therapy for panic disorder. Biological Psychiatry, 67(4), 365–370.

Papp, L. A., Klein, D. F. & Gorman, J. M. (1993). Carbon dioxide hypersensitivity, hyperventilation, and panic disorder. The American Journal of Psychiatry, 150(8), 1149–1157.

Petursson, H. (1994). The benzodiazepine withdrawal syndrome. Addiction, 89(11), 1455–1459.

Phelps, E. A. & LeDoux, J. E. (2005). Contributions of the amygdala to emotion processing: From animal models to human behavior. Neuron, 48(2), 175–187.

Rapee, R. M., Ancis, J. R. & Barlow, D. H. (1988). Emotional reactions to physiological sensations: Panic disorder patients and non-clinical Ss. Behaviour Research and Therapy, 26(3), 265–269.

Rapee, R. M., Brown, T. A., Antony, M. M. & Barlow, D. H. (1992). Response to hyperventilation and inhalation of 5.5 % carbon dioxide-enriched air across the DSM-III-R anxiety disorders. Journal of Abnormal Psychology, 101(3), 538–552.

Rapee, R. M., Litwin, E. M. & Barlow, D. H. (1990). Impact of life events on subjects with panic disorder and on comparison subjects. The American Journal of Psychiatry, 147(5), 640–644.

Razran, G. (1961). The observable and the inferable conscious in current Soviet psychophysiology: Interoceptive conditioning, semantic conditioning, and the orienting reflex. Psychological review, 68(2), 81–147.

Reiss, S., Peterson, R. A., Gursky, D. M. & McNally, R. J. (1986). Anxiety sensitivity, anxiety frequency and the prediction of fearfulness. Behaviour Research and Therapy, 24(1), 1–8.

Reznick, J. S., Hegeman, I. M., Kaufman, E. R., Woods, S. W. & Jacobs, M. (1992). Retrospective and concurrent self-report of behavioral inhibition and their relation to adult mental health. Development and Psychopathology, 4(2), 301–321.

Richards, J. C., Austin, D. W. & Alvarenga, M. E. (2001). Interpretation of ambiguous interoceptive stimuli in panic disorder and nonclinical panic. Cognitive Therapy and Research, 25(3), 235–246.

Sakai, Y., Kumano, H., Nishikawa, M., Sakano, Y., Kaiya, H., Imabayashi, E., Ohnishi, T., Matsuda, H., Yasuda, A., Sato, A., Diksic, M. & Kuboki, T. (2005). Cerebral glucose metabolism associated with a fear network in panic disorder. Neuroreport, 16(9), 927–931.

Salkovskis, P. M. (1988). Phenomenology, assessment, and the cognitive model of panic. In Rachman, S. & Maser, J. D. (Eds), Panic: Psychological perspectives (pp. 111–136). Hillsdale, NJ: Lawrence Erlbaum Associates.

Salkovskis, P. M., Clark, D. M., Hackmann, A., Wells, A. & Gelder, M. G. (1999). An experimental investigation of the role of safety-seeking behaviours in the maintenance of panic disorder with agoraphobia. Behaviour Research and Therapy, 37(6), 559–574.

Sanderson, W. C. & Bruce, T. J. (2007). Causes and management of treatment-resistant panic disorder and agoraphobia: A survey of expert therapists. Cognitive and Behavioral Practice, 14(1), 26–35.

Saß, H., Wittchen, H., Zaudig, M. & Houben, I. (2003). Diagnostisches und statistisches Manual psychischer Störungen DSM-IV-TR, textrevidierte Fassung. Göttingen: Hogrefe.

Saviotti, F. M., Grandi, S., Savron, G., Ermentini, R., Bartolucci, G., Conti, S. & Fava, G. A. (1991). Characterological traits of recovered patients with panic disorder and agoraphobia. Journal of Affective Disorders, 23(3), 113–117.

Scheibe, G. & Albus, M. (1992). Age at onset, precipitating events, sex distribution, and cooccurrence of anxiety disorders. Psychopathology, 25(1), 11–18.

Schmidt, N. B., Zvolensky, M. J. & Maner, J. K. (2006). Anxiety sensitivity: Prospective prediction of panic attacks and axis I pathology. Journal of Psychiatric Research, 40(8), 691–699.

Schneewind, K. A. (1995). Impact of family processes on control beliefs. In A. Bandura (Ed.), Self-efficacy in changing societies (pp. 114–148). Cambridge University Press.

Schneider, S. & Margraf, J. (1998). Agoraphobie und Panikstörung. Göttingen: Hogrefe.

Schneider, S. & Margraf, J. (2006). Diagnostisches Interview bei psychischen Störungen (DIPS) für DSM-IV-TR. Berlin: Springer.

Schramm, E. (2010). Interpersonelle Psychotherapie: Mit dem Original-Therapiemanual von Klerman, Weissman, Rounsaville und Chevron. Stuttgart: Schattauer.

Schumacher, J., Kristensen, A. S., Wendland, J. R., Nöthen, M. M., Mors, O. & McMahon, F. J. (2011). The genetics of panic disorder. Journal of Medical Genetics, 48(6), 361–368.

Shin, L. M. & Liberzon, I. (2010). The neurocircuitry of fear, stress, and anxiety disorders. Neuropsychopharmacology, 35(1), 169–191.

Siegmund, A., Golfels, F., Finck, C., Halisch, A., Räth, D., Plag, J. & Ströhle, A. (2011). D-cycloserine does not improve but might slightly speed up the outcome of in-vivo exposure therapy in patients with severe agoraphobia and panic disorder in a randomized double blind clinical trial. Journal of Psychiatric Research, 45(8), 1042–1047.

Skinner, B. F. (1975). Wissenschaft und menschliches Verhalten. München: Kindler.

Slaby, A. (1983). Quality assurance and diagnostic psychiatry in the emergency setting. In W. Dublin (Ed.), Clinics of Emergency Medicine Emergency Psychiatry. Churchill, Livingston, New York, to be published.

Smoller, J. W., Yamaki, L. H., Fagerness, J. A., Biederman, J., Racette, S., Laird, N. M., Kagan, J., Snidman, J., Faraone, S. V., Hirshfeld-Becker, D., Tsuang, M. T., Slaugenhaupt, S. A., Rosenbaum, J. F. & Sklar, P. B. (2005). The corticotropin-releasing hormone gene and behavioral inhibition in children at risk for panic disorder. Biological Psychiatry, 57(12), 1485–1492.

Starcevic, V., Uhlenhuth, E., Fallon, S. & Pathak, D. (1996). Personality dimensions in panic disorder and generalized anxiety disorder. Journal of Affective Disorders, 37(2), 75–79.

Stegen, K., De Bruyne, K., Rasschaert, W., Van de Woestijne, K. P. & Van den Bergh, O. (1999). Fear-relevant images as conditioned stimuli for somatic complaints, respiratory behavior, and reduced end-tidal pCO_2. Journal of Abnormal Psychology, 108(1), 143–152.

Stein, M. B., Walker, J. R., Anderson, G. & Hazen, A. L. (1996). Childhood physical and sexual abuse in patients with anxiety disorders and in a community sample. The American Journal of Psychiatry, 153(2), 275–277.

Stewart, S. H. & Watt, M. C. (2008). Introduction to the special issue on interoceptive exposure in the treatment of anxiety and related disorders: Novel applications and mechanisms of action. Journal of Cognitive Psychotherapy, 22(4), 291–302.

Taylor, S., Koch, W. J. & McNally, R. J. (1992). How does anxiety sensitivity vary across the anxiety disorders? Journal of Anxiety Disorders, 6(3), 249–259.

Tuescher, O., Protopopescu, X., Pan, H., Cloitre, M., Butler, T., Goldstein, M., Root, J. C., Engelien, A., Furrman, D., Silverman, M., Yang, Y., Gorman, J., LeDoux, J., Silbersweig, D. & Stern, E. (2011). Differential activity of subgenual cingulate and brainstem in panic disorder and PTSD. Journal of Anxiety Disorders, 25(2), 251–257.

Van den Hout, M. A. & Griez, E. (1984). Panic symptoms after inhalation of carbon dioxide. The British Journal of Psychiatry, 144(5), 503–507.

Versiani, M., Cassano, G., Perugi, G., Benedetti, A., Mastalli, L., Nardi, A. & Savino, M. (2002). Reboxetine, a selective norepinephrine reuptake inhibitor, is an effective and well-tolerated treatment for panic disorder. Journal of Clinical Psychiatry, 63(1), 31–37.

Vervliet, B. (2008). Learning and memory in conditioned fear extinction: Effects of D-cycloserine. Acta Psychologica, 127(3), 601–613.

Võhma, Ü., Aluoja, A., Vasar, V., Shlik, J. & Maron, E. (2010). Evaluation of personality traits in panic disorder using Swedish universities Scales of Personality. Journal of Anxiety Disorders, 24(1), 141–146.

Wachleski, C., Salum, G. A., Blaya, C., Kipper, L., Paludo, A., Salgado, A. P. & Manfro, G. G. (2008). Harm avoidance and self-directedness as essential features of panic disorder patients. Comprehensive Psychiatry, 49(5), 476–481.

Watson, J. B. & Rayner, R. (1920). Conditioned emotional reactions. Journal of Experimental Psychology, 3(1), 1–14.

Weiss, H., Harrer, M. E. & Dietz, T. (2014). Das Achtsamkeits-Übungsbuch: Für Beruf und Alltag. Stuttgart: Klett-Cotta.

Wells, A. (2011). Metakognitive Therapie bei Angst und Depression. Weinheim: Beltz.

Weltgesundheitsorganisation (2008). Internationale Klassifikation psychischer Störungen: ICD-10, Kapitel V (F), Klinisch-diagnostische Leitlinien (H. Dilling, W. Mombour & M. H. Schmidt Hrsg. 9., überarb. Aufl.). Bern: Huber.

Wiborg, I. M., Falkum, E., Dahl, A. A. & Gullberg, C. (2005). Is harm avoidance an essential feature of patients with panic disorder? Comprehensive Psychiatry, 46(4), 311–314.

Wilhelm, F. H., Gevirtz, R. & Roth, W. T. (2001). Respiratory dysregulation in anxiety, functional cardiac, and pain disorders assessment, phenomenology, and treatment. Behavior Modification, 25(4), 513–545.

Winston, A. P., Hardwick, E. & Jaberi, N. (2005). Neuropsychiatric effects of caffeine. Advances in Psychiatric Treatment, 11(6), 432–439.

Wittchen, H.-U. & Jacobi, F. (2005). Size and burden of mental disorders in Europe - a critical review and appraisal of 27 studies. European Neuropsychopharmacology, 15(4), 357–376.

Wittchen, H.-U., Jacobi, F., Rehm, J., Gustavsson, A., Svensson, M., Jönsson, B., Olesen, J., Allgulander, C., Alonso, J., Faravelli, C., Fratiglioni, L., Jennum, P., Lieb, R., Maercker, A., van Os, J., Preisig, M., Salvador-Carulla, L., Simon, R. & Steinhausen H.-C. (2011). The size and burden of mental disorders and other disorders of the brain in Europe 2010. European Neuropsychopharmacology, 21(9), 655–679.

Wittchen, H.-U., Zaudig, M. & Fydrich, T. (1997). Strukturiertes Klinisches Interview für DSM-IV (Achse I und II). Göttingen: Hogrefe.

Wolpe, J. & Rowan, V. C. (1988). Panic disorder: A product of classical conditioning. Behaviour Research and Therapy, 26(6), 441–450.

Sachwortverzeichnis